编委会

主　编： 郭　军　王斐斐
副主编： 黄思敏　巫少荣
编　委： 蓝县武　江　灿　董小变　于　静　陈镇凡
　　　　　李　敏　蒋　列　李俊炜　韩宇臣　汪倩芸
　　　　　翁小洁

暨南大学本科教材资助项目

实用心血管循环系统
典型病例解析

郭　军　王斐斐　主编

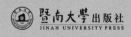
暨南大学出版社
JINAN UNIVERSITY PRESS

中国·广州

图书在版编目（CIP）数据

实用心血管循环系统典型病例解析/郭军，王斐斐主编. —广州：暨南大学出版社，2024.7
ISBN 978 – 7 – 5668 – 3658 – 8

Ⅰ.①实…　Ⅱ.①郭…②王…　Ⅲ.①心脏血管疾病—病案　Ⅳ.①R54

中国国家版本馆 CIP 数据核字（2023）第 077222 号

实用心血管循环系统典型病例解析
SHIYONG XINXUEGUAN XUNHUAN XITONG DIANXING BINGLI JIEXI

主　编：郭　军　王斐斐

出 版 人：阳　翼
责任编辑：高　婷
责任校对：孙劭贤　林玉翠
责任印制：周一丹　郑玉婷

出版发行：暨南大学出版社（511434）
电　　话：总编室（8620）31105261
　　　　　营销部（8620）37331682　37331689
传　　真：（8620）31105289（办公室）　37331684（营销部）
网　　址：http://www.jnupress.com
排　　版：广州尚文数码科技有限公司
印　　刷：深圳市新联美术印刷有限公司
开　　本：787mm×1092mm　1/16
印　　张：13
字　　数：280 千
版　　次：2024 年 7 月第 1 版
印　　次：2024 年 7 月第 1 次
定　　价：79.80 元

（暨大版图书如有印装质量问题，请与出版社总编室联系调换）

前 言

医学教育需要基础知识与临床实践的紧密结合，如何将学习到的医学知识转化为解决临床问题的技能不仅是目前医学教育的"短板"，更是国家大力倡导"新医科"建设背景下，对广大教师提出的要求与挑战。然而在内科学日常教学实践中，教师往往苦于没有症状典型、资料完备、诊疗规范、引领前沿的教学案例。因此，将临床中丰富的案例资源进行筛选、整理，汇编为一本既可供教师讲解分析真实案例，又可供学生进行临床思维训练以及了解临床前沿知识的书，是我们编写本书的出发点。该书以《内科学——循环系统疾病》的章节设置为参照，汇编、解析心血管系统典型临床案例。全书共分为七章，第一章为心血管系统常用检查要点解读，为解读之后案例中重要检验检查结果奠定基础。第二章至第七章共包含20个典型临床案例，每个案例既有问诊、体格检查要点分析，也有心脏彩超、冠状动脉造影等心脏专科检查真实影像解读，更有临床诊疗规范总结以及介入治疗术中术后对比。并且，在每个案例最后引入病例贯通与拓展，提出问题引导学生对学习过的基础知识进行融会贯通，并鼓励学生查阅文献、资料，拓展疾病诊治的新领域。本书主要面向高年级医学本科生、研究生、规培生及内科住院医师等。

通过临床典型案例，解析心血管疾病症状体征、诊治规范及前沿进展，作为本科教材《内科学——循环系统疾病》的有益补充是本书编写的主要原则。由于心血管疾病诊疗技术的不断推陈出新、蓬勃发展，本书在编写过程中可能会遗漏一些疾病诊治中的新标准、新规范。我们将会在本书出版后不断查漏补缺，在下一版的编写中改进。同时我们也欢迎广大读者提出有建设性的意见与建议，您的指正将有助于未来我们不断提升。

最后我要衷心感谢暨南大学附属第一医院心血管领域带头人郭军教授对本书的大力支持，以及心血管内科、介入导管室、心血管彩超室及心电图室各位同事的共同努力，没有大家的支持，就没有本书的顺利出版。我们衷心期望本书能够让广大读者"读有所得、学有所获"！

王斐斐

2024年5月于广州暨南大学

目 录

前 言 　　1

第一章　心血管系统常用检查要点解读　　1

第一节　心脏标志物的分类与临床意义　　1
第二节　临床心脏电生理诊断技术　　5
第三节　心脏彩超基础知识　　22
第四节　冠状动脉解剖结构及检查方法　　36

第二章　心力衰竭　　42

第一节　总　论　　42
第二节　急性心力衰竭　　44
第三节　慢性心力衰竭　　56

第三章　高血压　　64

第一节　总　论　　64
第二节　原发性高血压　　65
第三节　继发性高血压　　72

第四章　心律失常　77

第一节　总　论　77
第二节　快速型心律失常　81
第三节　缓慢型心律失常　108

第五章　冠状动脉粥样硬化性心脏病　116

第一节　总　论　116
第二节　急性冠状动脉综合征　117
第三节　慢性冠状动脉综合征　133

第六章　结构性心脏病　138

第一节　总　论　138
第二节　心脏瓣膜疾病　139
第三节　心肌病　157
第四节　先天性心脏病　174

第七章　大血管疾病　187

第一节　总　论　187
第二节　主动脉疾病　187
第三节　肺血管疾病　196

第一章 心血管系统常用检查要点解读

第一节 心脏标志物的分类与临床意义

心脏标志物是指在血液循环中能够检测到的生物化学物质,它们在正常情况下仅存在或主要存在于心脏和大血管中,病理状态下由心脏或大血管大量释放进入血液,在临床可作为筛查、诊断、评估预后和随访疗效的标志。心脏标志物主要分为心肌损伤标志物、心脏功能标志物和心血管事件标志物。

一、心肌损伤标志物

(一) 肌钙蛋白 (Troponin,Tn)

肌钙蛋白是横纹肌收缩的一种调节蛋白,是骨骼肌和心肌的结构蛋白,是由TnI、TnT和TnC 3个亚基组成的复合体。TnI和TnT的心肌亚型(cTnI和cTnT)具有独特的抗原表位,心肌特异度较高。当心肌缺血导致心肌损伤时,先是胞浆中游离的少量cTnI和cTnT迅速释放进入血液循环,外周血中的cTnI和cTnT浓度迅速升高,在发病后4小时内即可测得。随着心肌肌丝缓慢而持续的降解,cTnI和cTnT不断释放进入血液,cTnI升高持续时间为4~10天,有很长的诊断窗口期。与其他标志物相比,cTnI有着更强的诊断敏感性和特异性,是心肌损伤的首选标志物。

cTnI除了是诊断急性心肌损伤的指标外,近年来越来越多研究表明,cTnI的升高程度与心肌缺血面积及预后有关。[①] 因此,对于急性心梗患者,其临床会持续检测cTnI的变化,以判断患者急性心梗疾病的转归。

---

① 张苗苗,刘怡希,李为民. 高敏心肌肌钙蛋白在急性心肌梗死中应用的研究进展[J]. 医学综述,2014,20 (24):4438-4440.

(二)肌红蛋白(Myoglobin,Myo)

肌红蛋白是一种能与氧结合的小分子细胞浆血红素蛋白,主要存在于心肌和骨骼肌组织中,发挥转运和储存氧的作用。一旦肌肉组织发生损伤缺氧,Myo会迅速从破损细胞释放到血液中。在发生急性心梗时,Myo最早被释放并进入血液,在症状发生后的2~3小时,血液中Myo的浓度迅速上升。但Myo在骨骼肌中浓度很高,缺乏心肌特异性,因此其早期诊断意义较大,特异性差。

(三)肌酸激酶同工酶(Creatine Kinase Isoenzymes,CK-MB)

肌酸激酶(CK)存在于人体心脏、骨骼肌及脑组织的细胞质和线粒体中,横纹肌中含量丰富,其次为心肌、脑、神经组织和平滑肌。它是由M和B亚单位组成的二聚体,形成CK-MM(主要存在于骨骼肌和心肌中)、CK-MB(主要存在于心肌中)、CK-BB(主要存在于脑组织中)3种同工酶。当心肌损伤时,CK-MB被释放并进入血液,发生急性心梗后3~8小时浓度开始升高,16~24小时到达峰值,3天后恢复正常。CK-MB是目前临床中使用最广泛的心肌酶学指标,但由于酶活性不稳定,检测过程中容易出现假阴性结论。急性骨骼肌损伤后也会发生CK-MB一过性升高,使得该指标对心肌的特异性有一定缺陷,可进一步分析CK-MB/CK的比值,如比值小于6%,可与心肌损伤鉴别。

在急性心肌损伤中,所有生化标志物的敏感度都与时间有关。对于胸痛发作4小时以内的患者,首先应测定CK-MB的水平;3小时后得到的血液标本,应同时评价CK-MB和cTnI,阳性结果可以诊断为急性心梗,阴性结果可以排除心肌损伤(见图1-1)。

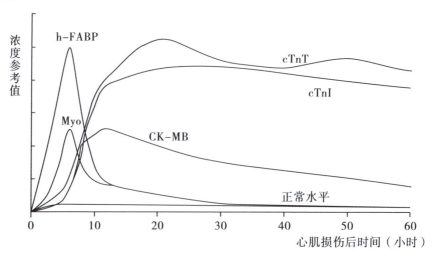

图1-1 心肌损伤标志物随时间变化曲线

二、心脏功能标志物

心脏功能标志物主要指由心力衰竭引起的水钠潴留、交感神经及 RAS 系统激活等病理生理机制诱发的分子标记物释放进入血液,通过外周血检测后用来评估心脏功能、治疗效果及预后等。

(一) 钠尿肽家族（Natriuretic Peptides, NPs）

钠尿肽家族能维持机体水盐平衡、血压稳定,是在心血管、肾脏等器官中具有重要功能的一组多肽。目前临床应用较多的主要是心房钠尿肽（Atrial Natriuretic Peptide）、脑钠尿肽（Brain Natriuretic Peptide, BNP）和 C - 型钠尿肽（C-type Natriuretic Peptide）这三种。①

BNP 首先从猪的脑组织中被分离纯化,由 26 个氨基酸残基组成。BNP 的 RNA 翻译出含有 134 个氨基酸残基的前 BNP 原（pre-proBNP）,在 N 段切去 26 个氨基酸残基信号后成为具有 108 个残基的 proBNP,其在蛋白酶的作用下再次切除 32 个有活性的氨基酸残基,剩余 76 个无活性残基的 NT-proBNP。BNP 主要分布于左心室,左心室充盈压升高致心肌壁应力增大时会刺激其释放。NT-proBNP 与 BNP 相比具有半衰期长、受脑啡肽酶抑制剂等药物影响更小的特点,更适合临床用来作为心力衰竭的诊断指标。

NT-proBNP 的诊断标准与年龄、肾功能等相关。诊断心衰时,一般人群 NT-proBNP >450 pg/mL, 50 岁以上者 >900 pg/mL, 75 岁以上者 >1800 pg/mL,肾功能不全者（GFR <60 mL/min/1.73 m²）>1200 pg/mL。

(二) 可溶性生长刺激表达基因 2 蛋白（Soluble Growth Stimulation Expressed Gene 2, sST2）

ST2 是白细胞介素 - 1 受体家族成员,具有可溶性形式（sST2）和跨膜形式（ST2L）两者表型,IL - 33 是其功能配体。ST2 是近两年新兴的心肌纤维化的检测标志物,当心肌细胞受到机械压力刺激时,ST2L 和 sST2 均增高,其信号通路参与炎症反应、心肌肥厚和细胞外基质纤维化。与 NT-proBNP 相比,sST2 受到肾功能不全的影响较小,在评价心衰合并肾功能不全的特异性方面优于 NT-proBNP。研究表明,sST2 是心衰患者心血管死亡风险的独立预测因子。②

---

① NISHIKIMI T, NAKAGAWA Y. B - Type Natriuretic Peptide (BNP) revisited: is BNP still a biomarker for heart failure in the angiotensin receptor/neprilysin inhibitor era? [J]. Biology (Basel), 2022, 11 (7): 1034.

② LOTIERZO M, DUPUY A M, KALMANOVICH E, et al. sST2 as a value-added biomarker in heart failure [J]. Clin Chim Acta, 2020, 501: 120 – 130.

三、心血管事件标志物

心血管事件标志物是指对心血管事件发生率有预测价值的炎症反应、细胞损伤、纤溶系统激活等相关分子。

（一）高敏C反应蛋白（High Sensitivity C-reactive Protein，hs-CRP）

C反应蛋白是一种由肝脏合成在全身性炎症反应急性期释放的非特异性蛋白，在心肌损伤时表达增加。高敏C反应蛋白指采用超敏检测技术在外周血检测到的低浓度C反应蛋白，该指标能更有效地评估心血管疾病风险。基线hs-CRP浓度是心肌梗死患者短期和长期MACEs发生风险的独立预测因子。

（二）D-二聚体（D-dimer，DD）

D-二聚体是纤维蛋白单体与凝血酶激活因子Ⅷ交联后的交联纤维蛋白，经纤溶酶水解所产生的一种终末降解产物，是反映机体凝血和纤溶系统激活的特异性指标。D-二聚体升高提示机体处于高凝状态或是有活化的血栓形成。基线D-二聚体浓度是STEMI患者院内发生MACEs和长期死亡风险的独立预测因子，但性别、心梗类型等可能影响D-二聚体预测的特异性，在临床应用中需要矫正上述影响因素。

（三）髓过氧化物酶（Myeloperoxidase，MPO）

MPO是一种来源于白细胞的酶，主要存在于嗜中性粒细胞和巨噬细胞中。MPO通过产生自由基和多种反应性物质，促进斑块形成和不稳定性增加，加速动脉粥样硬化进展，进而引起多种并发症。[1] MPO在脉管系统中的影响机制为被活性氧修饰后的LDL（mmLDL），其能穿透动脉内膜。随后，mmLDL诱导单核细胞迁移至血管壁，并分化成巨噬细胞。氧化了的LDL（oxLDL）被巨噬细胞的清道夫识别受体识别，巨噬细胞清除了过量的oxLDL后将形成泡沫细胞。在炎症和其他引起MPO衍生的活性物质（MDRS）形成的状态下巨噬细胞将会释放出MPO。MPO作为血管炎症的指标物，它能够预测健康人群未来冠心病的发生概率，早期发现亚健康人群血管粥样斑块的形成及稳定性，判断冠心病患者6个月内心肌梗死的风险。[2]

---

[1] CHAIKIJURAJAI T, TANG W. Myeloperoxidase: a potential therapeutic target for coronary artery disease [J]. Expert Opin Ther Targets, 2020, 24 (7): 695-705.

[2] RAMACHANDRA C, JA K, CHUA J, et al. Myeloperoxidase as a multifaceted target for cardiovascular protection [J]. Antioxid Redox Signal, 2020, 32 (15): 1135-1149.

第二节 临床心脏电生理诊断技术

心脏电生理信息的监测、分析是诊断急性心肌梗死、心律失常、心源性晕厥等疾病的重要手段。目前临床中常用的电生理诊断技术主要有被动监测和主动诱发两种类型。常规心电图、动态心电图及长程心电监测属于被动监测,而平板运动心电图、食道电生理及心内电生理检查则属于主动诱发。这些检查都是为了获取患者症状发作时的心电信息,并通过不同频率刺激的方法进行诊断及鉴别诊断。在本节中,我们将对临床常用的心电信息监测技术进行介绍,从而为临床案例中心电信息的诊断奠定基础。

一、常规心电图 (Electrocardiogram, ECG)

常规心电图是目前临床应用最广泛的心电检测方法,它具有方便、快捷、经济等优点,对于急性心肌梗死、心律失常等疾病的即时诊断价值较高,常被用于心脏疾病的筛查、诊断、随访评估等。

(一)常规心电图的规范操作

常规心电图目前主要为十二导联心电图,包括 6 个肢体导联(Ⅰ、Ⅱ、Ⅲ、aVR、aVL、aVF)和 6 个胸前导联(V1~V6)。临床实际工作中可以根据需要加做左后胸壁导联及右胸导联(V7~V9,V3R~V5R),心电图的操作过程如下:

首先将肢体的四个电极外置于四肢,注意将电极内测的电极片与皮肤充分接触,连接顺序为:红色—右上肢、黄色—左上肢、绿色—左下肢、黑色—右下肢。

其次将胸前导联依次放置于胸前相应位置,放置顺序为:红—V1—胸骨右缘第四肋间、黄—V2—胸骨左缘第四肋间、绿—V3—V2 和 V4 导联中间、棕—V4—左锁骨中线第五肋间、橘—V5—左腋前线平 V4 水平、紫—V6—左腋中线平 V4 水平,有时还需加做 V7~V9 在后胸壁导联以及 V3R~V5R 右胸导联。注意电极球与皮肤表面要充分接触及胸前导联电极放置位置(见图 1-2)。

最后打开心电图机输入患者信息,选择相应参数就可以完成常规心电图检查。

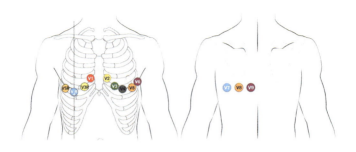

图1-2 心电图胸前导联连接顺序

(二) 心电图基础知识

1. 心电图基本信息

心电图需要描记在特殊心电图记录纸张上,供医生进一步分析诊断。在操作心电图机、读取心电信息时,需要注意心电图描记中的具体情况,如纸张走速、电压振幅等。在分析心电图时,也需要我们了解心电图纸的横格、竖格分别代表的刻度。心电图机默认的走纸速度为25 mm/s,即每秒走纸25个小方格,标准电压为1 mV。在这种设置条件下,心电图纸的一个小方格宽度为0.04 s,一个小方格高度为0.1 mV。在临床做图中,如果发现患者心率较快,可调整走纸速度,从而更好辨认各波段波形。如果发现某导联电压过高,可以将电压压缩一半,成比例缩小图形,使所有图形都能够在心电图纸上完整成像。

2. 心电图波段

心电图由四波四段组成,分别为P波、QRS波、T波、U波以及PR间期、QRS间期、ST段、QT间期。它们分别代表心房、心室的除极、复极等。我们将心电图各波段所代表的区域、形态、意义以及正常值范围总结在表1-1中。在临床读图中准确读出各个波及波段,测量其是否位于正常值范围是识别心电图的基础。

表1-1 心电图各波段意义及正常值

命名	代表区域	意义和形态	正常值
P波		表示左右心房除极的电位变化。$P_{I、II、aVF}$导联主波向上,P_{aVR}导联主波向下	时间<0.12 s;电压<0.25 mV;电轴方向$0°\sim+75°$

(续上表)

命名	代表区域	意义和形态	正常值
PR 间期		表示激动从心房经房室结传至心室的时间	成人：0.12~0.20 s
QRS 波群		反映心室除极的全过程	成人 QRS 时间<0.11 s。胸导联从V1至V5导联R波和S波的比例逐渐增大，V6的R波常小于V5导联。V3或V4导联 R/S≈1。 $R_{V5} < 2.5$ mV； $R_{aVL} < 1.2$ mV； $R_{aVF} < 2.0$ mV； $R_{aVR} < 0.5$ mV
ST 段		代表心室除极完毕到复极开始的一段时间	任何导联的压低不应超过0.05 mV，抬高不应超过0.1 mV（V1~V3导联除外）
T 波		表示心室复极过程	正常T波方向与QRS波主波方向一致。T波方向在Ⅰ、Ⅱ、V4~V6导联向上，在aVR导联向下

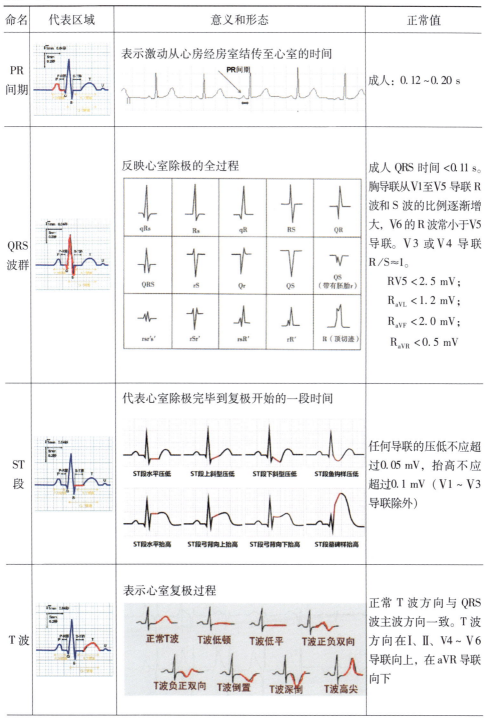

（续上表）

命名	代表区域	意义和形态	正常值
QT间期		代表心室开始除极至心室复极完毕全过程的时间	随心率变化而变化，正常心率范围内 QT 间期为 0.32～0.44 s
U 波		在 T 波后 0.02～0.04 s 出现的低平波，方向与 T 波一致。机制不明	正常心电图 U 波不明显

（三）心电图基本读图步骤

在掌握了上述心电图基本知识后就可以开始心电图读图了，对于初学者而言，为了避免遗漏，应该遵循一定的顺序来读图。我们总结出心电图的五步读图法，方便初学者更好地掌握心电图读图方法。

第一步，观察 P 波判断心律。心脏正常的起搏点位于窦房结，因此正常的心律称为窦性心律。通过识别心电图 P 波的方向可以判断心脏节律，窦性 P 波在Ⅰ、Ⅱ、aVF、V4～V6 导联是直立的，在 aVR 导联是倒置的（见图 1-3）。房室交界区起源的 P 波在Ⅱ、Ⅲ和 aVF 导联是倒置的，在 aVR 导联是直立的（见图 1-4）。

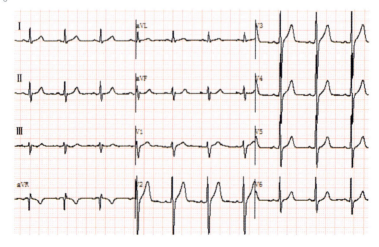

图 1-3　窦性心律：P 波在Ⅰ、Ⅱ、aVF、V4～V6 导联是直立的，在 aVR 导联是倒置的

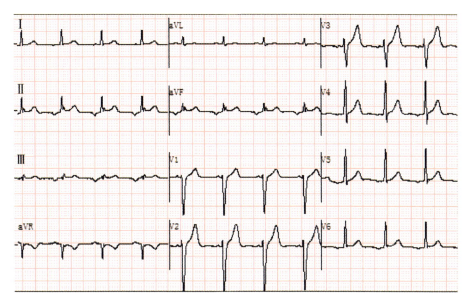

图 1-4 房性心律：P 波在 Ⅱ、Ⅲ 和 aVF 导联是倒置的，在 aVR 导联是直立的

在部分心电图中，P 波形态不能辨认，一种情况是 P 波隐藏在 ST 段、T 波、QRS 波内或 QRS 波群前后，在心动过速时容易出现，例如室上性心动过速、房性心动过速等。此时需要认真辨认 P 波形态及变化规律。还有一种情况是 P 波消失，取而代之的是大小均一的 F 波或大小不一的 f 波，此时为心房扑动或心房颤动（见图 1-5 和图 1-6）。

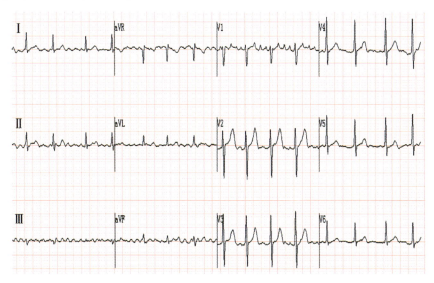

图 1-5 心房颤动：P 波消失，代之以 f 波，f 波频率为 350~600 次/分

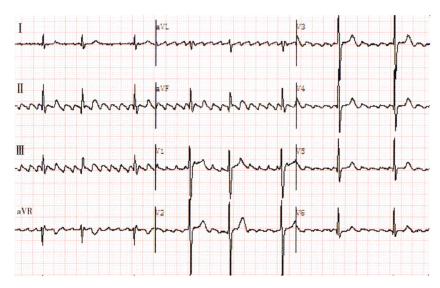

图1-6 心房扑动：P波消失，代之以锯齿样F波，F波频率为250~350次/分

通过分析P波频率，可确认是否为正常频率（60~100次/分）。根据P波形态、时限及振幅，可协助诊断有无左、右心房异常或心房内阻滞（见图1-7）。

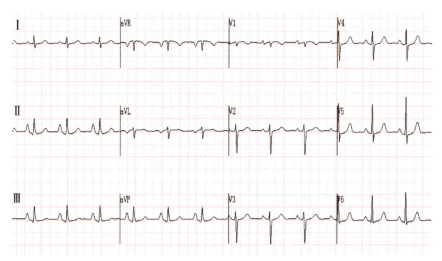

图1-7 右心房异常：Ⅱ、Ⅲ、aVF导联P波振幅大于0.25 mV，称为"肺型P波"

第二步，分析PR间期、PP间期以判断P波与QRS波群的关系。分析PR间期可以帮助我们判断心房和心室之间的传导关系。如果PR间期延长说明心房到心室的传导时间延长，称为房室传导阻滞。根据传导延迟时间以及P波与QRS波群的关系，可以分为一度、二度、三度房室传导阻滞（见图1-8至图1-11）。如果PR间期<0.12 s，常见为短PR间期综合征、预激综合征（见图1-12和

图1-13）。观察PP间期的规律，可诊断窦性心律不齐、窦性停搏（见图1-14）、窦房阻滞及房性早搏（见图1-15）、房性逸搏。窦房阻滞分为一度、二度和三度，但一度窦房阻滞在心电图中无法识别，三度窦房阻滞难以与窦性停搏鉴别。

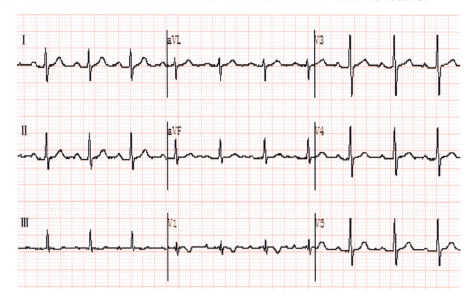

图1-8 一度房室传导阻滞：成人PR间期>0.20 s；PR间期超过相应心率PR间期的最高值；心率没有明显改变，但PR间期延长≥0.04 s

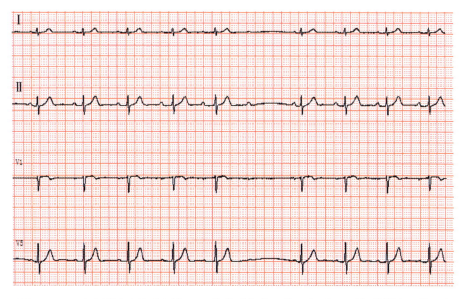

图1-9 二度Ⅰ型房室传导阻滞：PR间期进行性延长，直到QRS波群脱漏；脱漏后PR间期恢复，以后又逐渐延长，开始下一个文氏周期

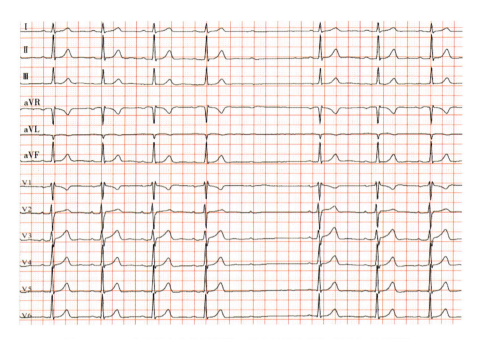

图1-10 二度Ⅱ型房室传导阻滞：QRS波群有规律或不定时地脱漏，但所有能下传的PR间期恒定

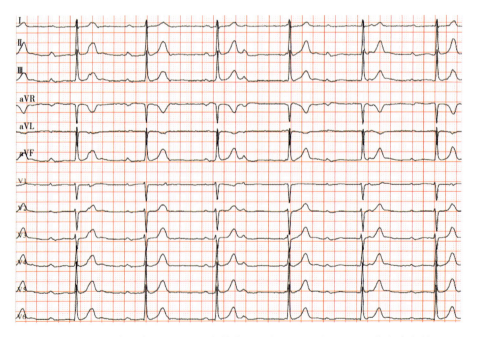

图1-11 三度房室传导阻滞：完全性房室分离（PP间期和RR间期各有规律，P波与QRS波群无关），且心房率快于心室率

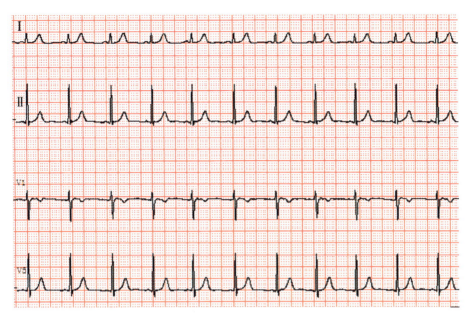

图1-12 短PR间期综合征：窦性心律时PR间期<0.12 s，QRS波群时间正常（初始无预激波）

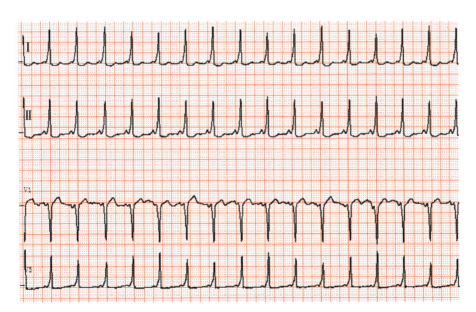

图1-13 预激综合征：PR间期<0.12 s，QRS波群初始有粗顿的预激波（δ波）、PJ间期（正常<0.27 s），可有继发性ST-T改变

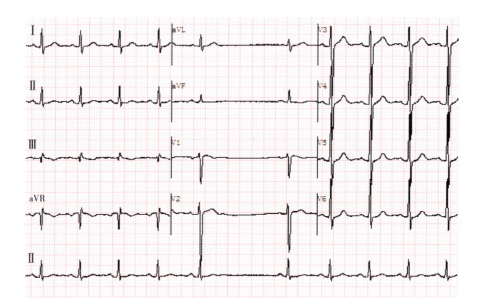

图1-14 窦性停搏：在窦性节律中，突然出现一个长PP间期，长PP间期不为窦性PP间期的整数倍

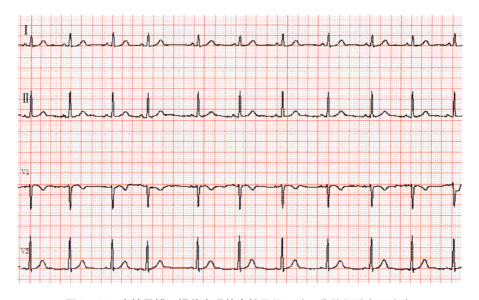

图1-15 房性早搏：提前出现的房性异位P波，代偿间歇多不完全

第三步，分析观察QRS波群。首先明确QRS时限代表了心室除极时间，QRS时限延长代表心室内传导延迟，称为心室内传导阻滞，但需与心室异位搏动或心室起搏鉴别。根据室内传导阻滞在不同导联的形态，可以分为右束支传导阻滞、左束支传导阻滞及非特异性室内阻滞，其中左束支传导阻滞又分为完全性左

束支传导阻滞、左前分支传导阻滞和左后分支传导阻滞等。

其次分析 QRS 波群中 R 波的振幅。RV5 振幅 >2.5 mV 称为左心室高电压，是左心室肥厚的诊断指标之一；RV1 振幅 >1.0 mV，是右心室高电压的一项指标（提示右心室肥厚）。如果 QRS 波群的振幅均低于正常值，尤其是 QRS Ⅰ、Ⅱ、Ⅲ 导联振幅相加小于 1.5 mV，则提示为肢体导联低电压。

要特别注意 QRS 波群中的病理性 Q 波，其定义为在除 aVR 导联之外的心电图导联中出现时限 >0.04 s 且振幅 >1/4 R 波。病理性 Q 波的出现常提示亚急性或陈旧性心肌梗死。

最后需确认有无提前出现 QRS 波群，如有常为室性早搏，有时也需要与房性早搏伴差异性传导进行鉴别（见图 1-16）。

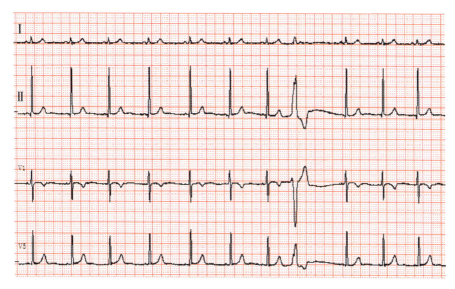

图 1-16 室性早搏：提前出现的 QRS 波群，其前没有相关 P 波，代偿间歇多为完全性，少数呈插入性

第四步，分析观察 ST 段、T 波、U 波、QT 间期。ST 段和 T 波的变化常与急性心肌缺血相关，心电图典型 ST-T 改变是诊断急性心肌梗死的重要依据。超急性期：梗死后数分钟，ST 段斜型抬高、T 波高耸（见图 1-17）。急性期：于梗死后数天或数周，心电图主要特征为出现异常 Q 波。ST 段上移呈弓背向上抬高，可形成单向曲线，之后逐渐下降，缺血性 T 波。亚急性期：梗死后数天或数月，ST 段基本恢复至基线，倒置 T 波逐渐变浅，异常 Q 波持续存在。陈旧期：梗死后数月，ST-T 段恢复至基线，倒置 T 波恢复正常或长期无变化，遗留有病理性 Q 波。

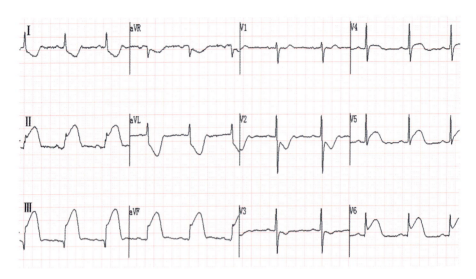

图1-17 急性心肌梗死（超急性期）

T波与U波的变化常与电解质紊乱有关，尤其是血钾的浓度。在高钾血症时常出现T波高尖，低钾血症常表现为T波低平及U波增高（U波大于T波）。

QT间期代表心室除极开始至复极结束，QT间期与心率关系密切，心率越快，QT间期越短，反之心率越慢，QT间期越长。临床实践中若QT间期延长，可见于低血钙、心肌缺血或由某些抗心律失常药物引起。若QT间期缩短，可见于高血钾、高血钙或洋地黄效应。

第五步，结合临床综合分析。一份心电图仅代表患者某一时间点的心电信息，根据各导联图形及测量结果，结合临床症状、体征、临床诊断及有关资料，方能做出准确的心电图诊断。

二、平板运动实验（Treadmill Exercise Test，TET）

平板运动实验是目前采用最广泛的心电图负荷实验方式，主要针对有不典型胸痛，临床疑有慢性冠状动脉供血不足的患者。对慢性冠状动脉供血不足的敏感性和特异性达到80%～90%，同时还可以帮助诊断胸痛的原因，检出早期高危人群中的冠状动脉疾病及早期高血压，了解运动引起的心律失常及各种和运动有关的症状（胸闷、心悸等）的产生原因，鉴别多支冠状动脉病变中的"罪犯血管"，评估各种心血管病对运动的反应，从而了解心肌的冠脉储备功能。

在运动过程中，冠状动脉因病变不能满足心肌需氧量的增加，心肌发生相对缺血而引起心电图的改变。平板运动实验通过预期最大心率来反映患者能达到的最大耗氧量和运动量，不同年龄的预期最大心率不同。平板运动是最接近生理的运动形式，受患者主观干扰作用小，运动时前胸可保持不动以便于进行心电图实时监测。应用计算机辅助系统，对心电波群进行分析并测量J点移位、ST段斜率以及J点后60~80 ms处位移程度。目前应用最广泛的平板运动实验方案是Bruce方案，为变速变斜率运动，Bruce方案氧耗值及做功递增量较大，较易达到预测心率（见表1-2和图1-18）。①

表1-2 Bruce方案

级别	速度（mph/h）	坡度（%）	时间（min）	代谢当量（METs）	总运动时间（min）
1	1.7	10	3	4	3
2	2.5	12	3	7	6
3	3.4	14	3	9	9
4	4.2	18	3	13	12
5	5.0	18	3	16	15
6	5.5	20	3	19	18
7	6.0	22	3	22	21

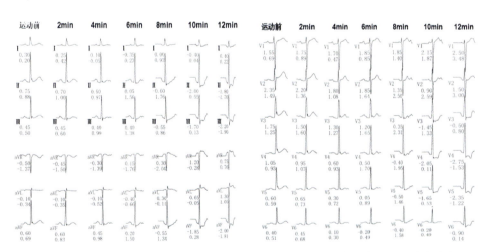

图1-18 男性患者58岁，自觉心前区不适，运动实验前：正常心电图；运动实验结果：阳性（运动中出现ST段下移≥0.1 mV，持续时间>2 min）

---

① 邰玲，卢喜烈. 再论平板运动试验［J］. 心电学杂志，2009（5）：3.

三、动态心电图

动态心电图是诊断心律失常的重要检查工具，对一些临床症状的鉴别，如心悸、胸痛、晕厥、无症状性心肌缺血以及对心血管疾病药物疗效的评价有特殊的诊断价值，因其无创性、连续性而被广泛应用于临床。[1]

动态心电图记录器是佩戴式的，体积小、耗电低，高质量全信息连续记录12 导联 24 小时以上的动态心电信息。其能监测并记录患者自然生活状况下的心电图信息，对于常规心电图正常但有与心脏相关的症状，或者心搏节律变化与症状并不相符时，动态心电图可作为首选的无创检查方法，以获得有意义的诊断资料。

当记录器完成心电记录后，可实现显示、测量、检测、分析、编辑和检索等功能，包括心律失常、ST - T 改变、心率变异性、心室晚电位、QT 间期离散度和起搏心电图分析等。其记录的相对数据在进行计算机基础分析和人工编辑修改后，可获得可靠的结果。[2]

四、心脏电生理检查 (Electrophysiological Study, EPS)

侵入性心脏电生理检查是在采用股静脉等有创血管通路的条件下，进行心律失常检查和治疗的临床技术。一般 EPS 的适应证主要包括诊断和危险分层两个方面。诊断主要是指通过 EPS 明确快速型心律失常、缓慢型心律失常的发生机制以及不明原因晕厥的病因诊断。危险分层主要指对永久性起搏器、ICD、CRTD 等器械植入的适应证评估。

（一）心脏电生理检查的血管通路及电极放置

侵入性心脏电生理检查需要建立静脉通路，通常穿刺股静脉，经下腔静脉进入右心系统，将电极放置于高位右房、冠状静脉窦等位置。有时也采用锁骨下、颈内静脉等作为静脉通路。电极放置的位置见图 1 - 19。

1. 高位右房（High Right Atrium, HRA）

4 级导管放置在右心房侧壁，上腔静脉与右心房交界处，记录到高大的心房

---

[1] 陈尔佳，李晓枫，方丕华. 2017 动态心电图国际指南和专家共识更新 [J]. 中国心血管杂志，2018，23 (6)：437 - 440.

[2] 黄永麟，翟彪，王伟，等. 动态心电图工作指南 [J]. 中华心律失常学杂志，1998，2 (2)：122 - 127.

A 波而无心室 V 波。

2. 希氏束（His Bundle，HB）

4 级导管放置于三尖瓣环上部并跨过三尖瓣环—房室结区，如果放置位置正确，可以记录到心房 A 波和心室 V 波以及两者之间的希氏束电位 H 波。

3. 冠状静脉窦（Coronary Sinus，CS）

10 级导管放置于冠状静脉窦内，围绕二尖瓣环。同时记录到心房 A 波和心室 V 波。

4. 右心室心尖（Right Ventricular Apex，RVA）

4 级导管放置于右心室心尖部，记录到高大的心室 V 波。

对一些起源于左心室的室性早搏和左侧旁道，也会将导管植入左心进行标测。可以经房间隔穿刺或主动脉逆行进入左心进行电生理标测。

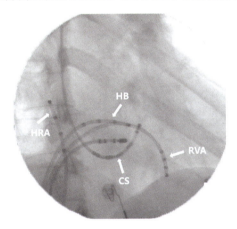

图 1-19　心脏电生理检查电极放置位置

（二）心脏电生理检查测量的基参数

心脏电生理检查可以通过将电极导管放置于不同位置，测量窦房结传导、房室结传导时限及激动顺序，判定有无传导延迟及异常传导通路。心脏电生理检查需要测量的主要数据如下（见图 1-20）。

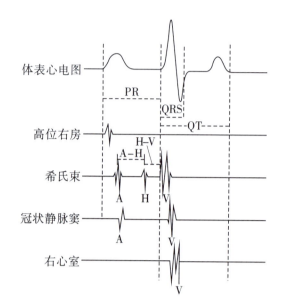

图1-20 心脏电生理检查测量数据

1. A-H间期

将电极放置于希氏束,测量由右心房至希氏束的传导时间,代表了房室结传导时间,正常值为50~120 ms。A-H间期受交感与副交感神经双重支配,延长与缩短常与神经支配有关,房室结病变也会引起A-H间期延长。

2. H波

H波时限反映穿过纤维间隔的一小段致密希氏束的传导时间,正常值为15~25 ms,在出现希氏束传导障碍时常会出现碎裂、延长及分裂的H波。

3. H-V间期

H-V间期指从H波起点至心室最早激动点的时限,H-V间期代表远端希氏—浦肯野纤维的传导时限,它与A-H间期不同,很少受神经支配的影响。因此,H-V间期的延长常提示缓慢型心律失常,缩短常见于房室旁路的心室预激及室性期限收缩或是与窦性心律接近的加速型室性自主心律。

4. 窦房结、房室结功能测定

(1)窦房结恢复时间(Sinus Node Recovery Time,SNRT)。将导管放置于高位右心房,采用高于窦房结的起搏频率起搏至少30秒,暂时抑制窦房结功能,停止起搏后第一个窦性激动出现的时间代表窦房结自律性的恢复,称为窦房结恢复时间,它反映了窦房结自律性。正常人<1400 ms,>1500 ms为阳性,>2000 ms可诊断为病态窦房结综合征。

(2)窦房结传导时间(Sinus Atrial Conduction Time,SACT)。将导管放置于

高位右心房，采用高于窦性心律 10 ppm 的频率连续起搏，每阵发放 8 个刺激脉冲，使得起搏心律可以稳定控制窦房结起搏点，又不抑制窦房结自律性。停止后，测量最后一个脉冲刺激波到第一个恢复窦性心律的间距。将此间距减去刺激前窦性心律再除以 2，得到结果为 SACT。正常人 <150 ms，>150 ms 为阳性。

窦房结恢复时间和窦房结传导时间均是判断窦房结功能的重要指标，但临床实践中需排除迷走神经兴奋性增高、药物影响等因素。

（3）房室结前传功能测定（Antegrade Conduction Function of Atrioventricular Node）。房室结是心房与心室间的传导通路，它既能将激动顺传进入心室，又可将心室的激动逆传进入心房。房室结前传功能测定通过将导管置于近房室结的冠状静脉窦处，以高于自身心率 10~20 ppm 连续起搏 10~15 个 S1S1，如果房室结可以将心房冲动 1∶1 下传至心室则提高 10 ppm 后继续刺激，直到房室结出现脱落为文氏点，出现 2∶1 下传现象称为 2∶1 点。正常人房室结前传文氏点≥150 ppm；170 ppm≤2∶1 点<200 ppm。房室结前传功能降低，说明存在房室阻滞、房室结传导功能低下或是迷走神经张力增高等。特别是存在房室结双径路的病患，激动经慢径下传时传导时间慢于 S1S1 也会引起脱落，导致文氏点降低。

（三）心脏电生理检查的程序性电刺激

1. S1S1 分级递增刺激

为心脏电生理检查常规采用的刺激方式，以自身 R-R 间期减去 50~200 ms 为初始起搏 S1S1 间期。一般每次起搏 5~10 s，每次递减 10~50 ms，逐步增加到 170~200 bpm，直至出现房室传导阻滞或诱发心动过速。

2. S1S2 刺激

为心脏电生理检查常规刺激检查方式，在连续 8~10 个 S1S1 基础刺激后，发放 1 个期前的 S2 早搏刺激。S1S1 周期为自身 R-R 间期减 100~200 ms，初始 S1S2 联律间期为 S1S1 周期减 10~50 ms。

3. S1S2S3 刺激

先由 S1S1 起搏 8~10 次，在最后一个 S1 之后发放 S2 和 S3 刺激各一个，保持 S1S1、S1S2 不变，递减 S2S3，每次 10 ms，至诱发临床心动过速或 S3 不应期。

4. RS2 刺激

即与 R 波同步的单个期前刺激，可在窦律基础上进行，也可在心动过速时进行。感知心脏自身的 P 波或 QRS 波，每感知 8~10 次，发放一个期前刺激，形成在自身心律的基础上出现一次期前搏动。

5. BURST 刺激

高频 S1S1 刺激，多小于 300 ms，常用于诱发及终止心动过速。

五、心内电生理检查的基本步骤

心室程序性刺激
1. 室房传导阻滞
2. 室房传导良好（有无递减传导）
3. 逆传心房的激动顺序（向心性、非向心性）
4. 心动过速诱发

心房程序性刺激
1. 房室结文氏点及不应期
2. A、B 型预激
3. 递减性房室传导
4. 前传有无"跳跃现象"
5. 房扑、房速及房颤的诱发

第三节　心脏彩超基础知识

超声心动图是利用超声短波的特殊物理学特性检查心脏和大血管的系统结构与功能状态的一种无创性检查方法。根据检查途径的不同，分为经胸超声心动图、经食管超声心动图、经心外膜超声心动图、心腔内超声心动图。各类超声心动图检查的共同成像技术主要包括 M 型、二维和多普勒超声心动图。

一、M 型超声心动图 (M-mode Echocardiography，ME)

M 型超声心动图在二维成像基础上通过不同取样线，以时间为横轴，获得取样线上心脏组织结构随时间变化产生的运动频谱。常见波形有心底波群、二尖瓣波群、心室波群、肺动脉瓣波群。

（一）心底波群（Echo Pattern of the Heart Base）

（1）胸骨旁左室长轴切面 M 型取样线置于主动脉瓣瓣尖水平。

(2) 结构从前到后依次为右室流出道、主动脉、左心房等。其中右室流出道及主动脉根部内径于舒张末期测量,左心房前后径于收缩末期测量(见图1-21)。

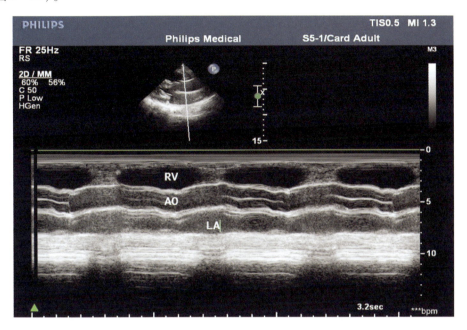

图1-21 心底波群(RV:右心室;AO:主动脉;LA:左心房)

(二) 二尖瓣波群(Echo Pattern of the Mitral Valve)

(1) 胸骨旁左室长轴切面M型取样线置于二尖瓣瓣尖水平。

(2) 结构从前到后依次为右室前壁、右心室、室间隔、二尖瓣前后叶、左室后壁等。

(3) 正常二尖瓣前叶曲线为舒张早期E峰和舒张晚期A峰的双峰曲线,而收缩期为一缓慢上升的CD段。

这种双峰曲线具有一定的特异性:A峰位于心电图P波之后,心房收缩推动二尖瓣前叶向前运动。C点位于心电图R波之后,此时心肌收缩,心室压力升高,二尖瓣关闭,产生第一心音。CD段为关闭的二尖瓣随左室后壁的逐渐前移而前移。D点出现于T波与第二心音之后,标准二尖瓣口即将开放。E峰为二尖瓣开放至最大时形成,随后由于左心房排空,左心室充盈,房室间压差迅速减小,二尖瓣前叶曲线迅速下降至F点(见图1-22)。

(4) 二尖瓣前后叶活动方向相反,故二尖瓣后叶曲线与前叶曲线相反,呈镜像曲线,为舒张早期E峰和舒张晚期A峰的双峰曲线。收缩期为前后叶合拢形成一起向前的CD段(见图1-23)。

实用心血管循环系统典型病例解析

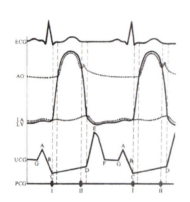
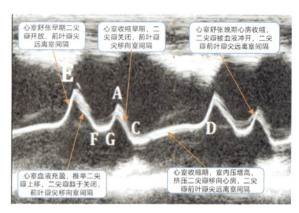

图1-22 正常人超声心动图及二尖瓣前叶曲线图与心电图

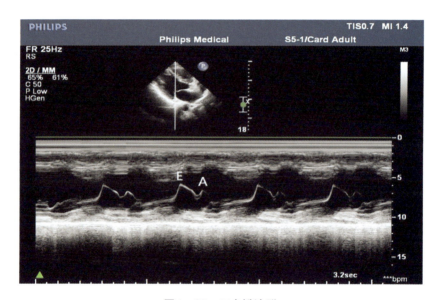

图1-23 二尖瓣波群

(三) 心室波群 (Ventricular Echo Pattern)

(1) 胸骨旁左室长轴切面M型取样线置于二尖瓣腱索水平。

(2) 结构从前到后依次为右室前壁、右心室、室间隔、左心室、左室后壁等。其中右心室大小及室间隔厚度应于舒张末期测量。可分别测量舒张末内径和收缩末内径以衡量左心室大小 (见图1-24)。

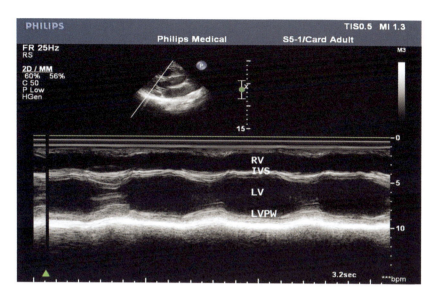

图1-24 心室波群(RV:右心室;IVS:室间隔;LV:左心室;LVPW:左室后壁)

(四)肺动脉瓣波群(Echo Pattern of the Pulmonary Valve)

胸骨旁大动脉短轴切面 M 型取样线置于肺动脉瓣上。肺动脉瓣叶在收缩期向后移动,在舒张期向前移动(见图1-25)。

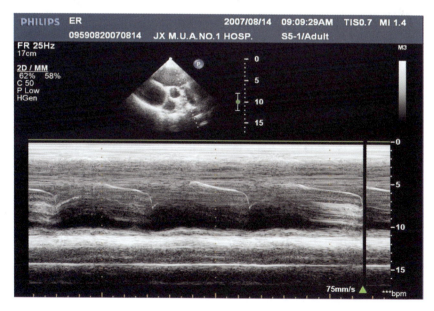

图1-25 肺动脉瓣波群

二、二维超声心动图 (Two Dimensional Echocardiography, 2DE)

二维超声心动图利用探头产生的声束对胸壁后进行扇形扫查，根据探头位置与角度的不同，可以获得不同的切面图。

(一) 胸骨旁左心室长轴切面 (Parasternal Long-axis View of Left Ventricle)

患者取左侧卧位或平卧位，探头置于胸骨左缘第 2~5 肋间，声束指向右肩。在此切面可观察右心室、主动脉、左心房及左心室的大小，室间隔及左心室后壁的厚度，主动脉右冠瓣、主动脉无冠瓣、二尖瓣前叶及二尖瓣后叶的形态及活动度（见图 1-26）。

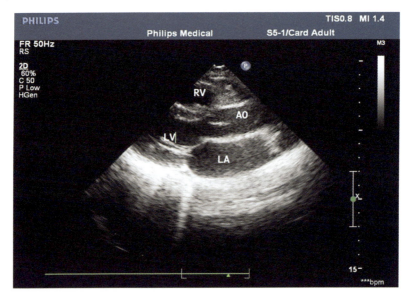

图 1-26 胸骨旁左心室长轴切面（RV：右心室；LV：左心室；AO：主动脉；LA：左心房）

(二) 心底大动脉短轴切面 (Parasternal Great Vessels Level Short-axis Section)

患者取左侧卧位或平卧位，探头置于胸骨左缘第 2~3 肋间，声束垂直于胸骨旁左心室长轴切面。在此切面可观察主动脉瓣的形态、厚度、回声强度及开闭状态，右心室流出道与肺动脉干有无增宽、狭窄，降主动脉与肺动脉之间有无异常通道，肺动脉瓣的形态及活动（见图 1-27）。正常主动脉瓣呈三瓣叶，收缩期开放为"▽"形，舒张期关闭为"Y"形（见图 1-28）。

第一章 心血管系统常用检查要点解读

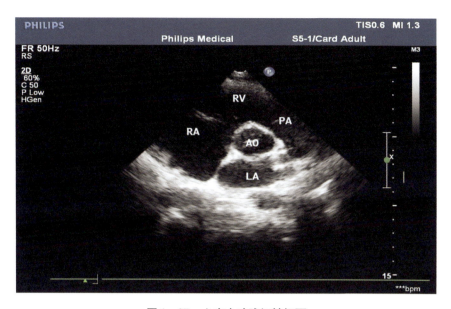

图1-27 心底大动脉短轴切面
(RA：右心房；RV：右心室；PA：肺动脉；AO：主动脉；LA：左心房)

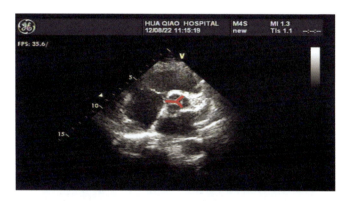

图1-28 心底大动脉短轴切面主动脉瓣呈三瓣叶，舒张期关闭为"Y"形

（三）二尖瓣水平左心室短轴切面（Mitral Valve Horizontal Left Ventricular Short-axis Section）

患者取左侧卧位或平卧位，探头置于胸骨左缘第3~4肋间，声束垂直于胸骨旁左心室长轴切面，斜向后方扫查。在此切面可观察二尖瓣前后叶的形态及开放程度，肌部室间隔的完整性，心室壁基底段的厚度、回声强度及有无节段性运动异常（见图1-29）。

实用心血管循环系统典型病例解析

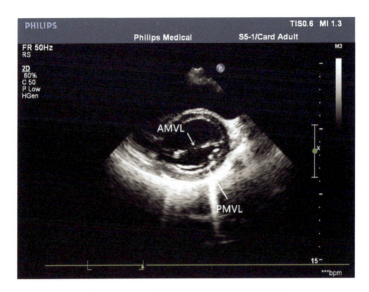

图 1-29　二尖瓣水平左心室短轴切面
（AMVL：二尖瓣前叶；PMVL：二尖瓣后叶）

（四）乳头肌水平左心室短轴切面

患者取左侧卧位或平卧位，探头置于胸骨左缘第 3~4 肋间，声束垂直于胸骨旁左心室长轴切面，在二尖瓣水平左心室短轴切面的基础上稍向心尖移动。在此切面可观察乳头肌数目、位置，心室壁中间段有无节段性运动异常（见图 1-30）。

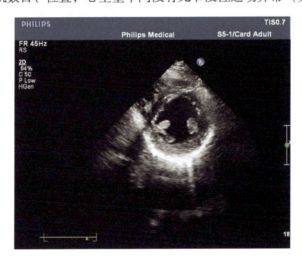

图 1-30　乳头肌水平左心室短轴切面

（五）心尖水平左心室短轴切面

患者取左侧卧位或平卧位，探头置于胸骨左缘第3~4肋间，声束垂直于胸骨旁左心室长轴切面，在乳头肌水平左心室短轴切面的基础上稍向心尖移动。在此切面可观察心尖部心腔及心肌，判断心尖有无血栓、室壁瘤、心尖型肥厚型心肌病、心肌致密化不全等（见图1-31）。

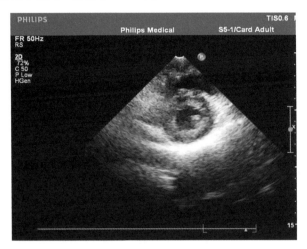

图1-31 心尖水平左心室短轴切面

（六）心尖四腔心切面

患者取平卧位或略向左倾斜，探头置于心尖搏动处，声束指向右肩胛部。在此切面可观察到四个心腔的大小、二尖瓣及三尖瓣的形态和开闭状况、房室间隔及十字交叉部结构的完整性，可评价室壁运动及心功能情况（见图1-32）。

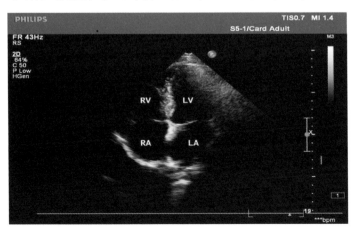

图1-32 心尖四腔心切面
（RV：右心室；RA：右心房；LV：左心室；LA：左心房）

（七）心尖五腔心切面

患者取平卧位或略向左倾斜，探头置于心尖搏动处，在心尖四腔心切面基础上稍向前上方倾斜。在此切面可了解主动脉瓣上血流速度、室间隔的完整性和左心室流出道有无病变（见图1-33）。

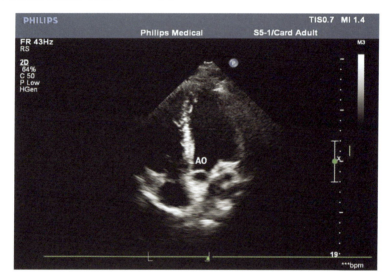

图1-33　心尖五腔心切面（AO：主动脉）

三、多普勒超声心动图（Doppler Echocardiography，DE）

多普勒超声心动图根据多普勒效应原理，显示心腔及大血管的血流速度、方向与血流性质。多普勒超声心动图又分为彩色多普勒（CDFI）超声心动图、脉冲多普勒（PW）超声心动图、连续多普勒（CW）超声心动图。多普勒超声心动图一般在二维超声心动图基础上进行彩色血流成像及频谱测量。彩色多普勒通常用红色表示血流方向朝向探头，用蓝色表示血流方向背离探头，色彩的明暗则表示血流速度的快慢。正常心脏及大血管血流为层流，多表现为单彩；异常血流一般为湍流，多表现为五彩花色。脉冲多普勒具有距离选通功能，可以确定血流部位、方向以及性质，但脉冲重复频率较低，最大探测速度较小。连续多普勒无距离选通功能，无法准确判断血流位置，但可测定高速血流速度。

（一）二尖瓣脉冲型频谱多普勒

二尖瓣脉冲型频谱多普勒取样框置于二尖瓣瓣尖水平，取样线平行于血流。二尖瓣舒张期血流频谱包括舒张早期血流快速充盈产生的E峰及舒张末期心房收缩产生的 A 峰（见图 1-34）。

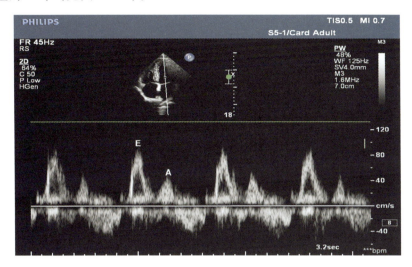

图 1-34 二尖瓣脉冲型频谱多普勒

（二）主动脉瓣口脉冲型频谱多普勒

主动脉瓣口脉冲型频谱多普勒取样框置于主动脉瓣口水平，取样线平行于血流。收缩期可见一向下空心三角形窄带频谱（见图 1-35）。

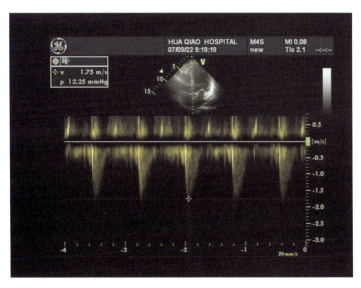

图 1-35 主动脉瓣口脉冲型频谱多普勒

四、心脏彩色超声的心脏功能评估

生命的维持依赖于心脏泵血功能的正常运行,其中心室收缩为泵血的过程,而心室舒张为泵血的基础。心脏功能的正确评价,对判断病情、临床诊疗及预后评估等具有重要意义。

(一)左心室功能评价

1. 左心室收缩功能评价

(1) M 型超声心动图,适用于左心室无节段性运动异常者。取标准胸骨旁左心室长轴切面,取样线置于二尖瓣腱索水平,测量左心室舒张末期内径(LVD)与收缩末期内径(LVS),根据测量内径推算左心室舒张末期及收缩末期的容量,再根据左心室舒张末期容量及收缩末期容量的变化求出心输出量(见图 1-36)。

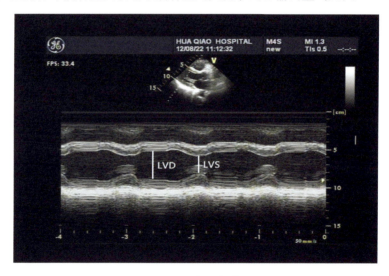

图 1-36　左心室波群

(2) 二维超声心动图,适用于左心室节段性运动异常者。在标准心尖四腔心切面或二腔心切面描记左心室收缩末期及舒张末期心内膜轨迹,根据简化 Simpson 法计算出左心室容积及射血分数。

(3) 脉冲多普勒技术测量 SV 和 CO,适用于无明显主动脉瓣反流者。于胸骨旁左室长轴切面测量主动脉瓣口直径(D),于心尖五腔心切面得到主动脉瓣口血流频谱,描记速度—时间积分(VTI)。公式:$SV = \pi \times (D/2)^2 \times VTI$。

(4) 连续多普勒技术测量左心室 dp/dt,适用于二尖瓣有反流,且反流速度大于 3.0 m/s 者。于心尖四腔心切面得到二尖瓣反流频谱,准确测量频谱上

1 m/s、3 m/s 之间的时间间期（T）。公式：$dp/dt = 32$ mmHg/T，正常情况下 $dp/dt \geqslant 1200$ mmHg/s。

（5）组织多普勒，常以二尖瓣环组织多普勒数据评价左心室收缩功能。二尖瓣环组织多普勒频谱由收缩期正向 Sa 波、舒张期负向 Ea（E′）波和 Aa（A′）波组成。Sa 波正常值应在 5~6 cm/s 以上（见图 1-37）。

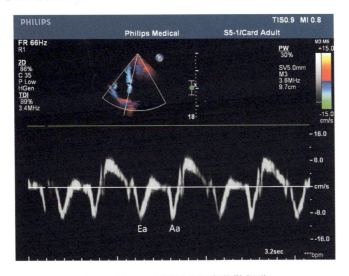

图 1-37　二尖瓣环组织多普勒频谱

（6）左心室局部收缩功能。可以通过左心室局部收缩功能来评价缺血性心脏病患者的病变范围、治疗效果及预后等。

（7）常用的室壁分段方法为 16 段法。左心室长轴切面将左心室分为 3 等分：基底段、中间段及心尖段。基底段、中间段短轴切面分为 6 等分：左心室前壁、左心室侧壁、左心室后壁、左心室下壁、后间隔及前间隔（见图 1-38）。心尖段短轴切面分为 4 等分：左心室前壁、左心室侧壁、左心室下壁及室间隔（见图 1-39）。

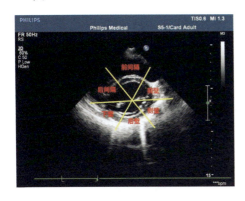

图 1-38　基底段、中间段短轴切面分 6 等分

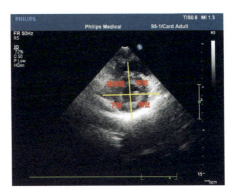

图 1-39　心尖段短轴切面分 4 等分

2. 左心室舒张功能评价

（1）二尖瓣口血流脉冲多普勒频谱。取样框置于二尖瓣瓣尖水平，取样线平行于血流。二尖瓣舒张期血流频谱包括舒张早期血流快速充盈产生的 E 峰及舒张末期心房收缩产生的 A 峰。正常状态下：E 峰/A 峰 >1；E 峰最大流速：平均 73 cm/s；A 峰最大流速：平均 40 cm/s；E 峰减速时间（EDT）：166 ± 4 ms（见图 1-40）。

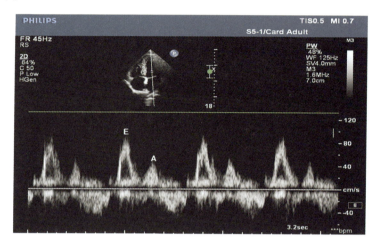

图 1-40　二尖瓣口血流脉冲多普勒频谱

（2）组织多普勒频谱。二尖瓣环舒张期频谱主要是舒张早期 Ea（E'）峰及舒张晚期 Aa（A'）峰。正常状态下：Ea 峰/Aa 峰 >1；Ea 峰 >8.5 cm/s；Aa 峰 >8 cm/s（见图 1-37）。

（二）右心室功能评价

右心室功能评价在许多先天性心脏疾病及右心室、右心室流出道相关疾病中占重要地位。因此，在关注左心室功能评价的同时，也应注重右心室功能评价。右心室功能评价包括右心室收缩功能评价及右心室舒张功能评价。

1. 右心室收缩功能评价

（1）三尖瓣环收缩期位移（TAPSE）。用 M 型超声测得三尖瓣外侧瓣环的运动曲线，在曲线上测量舒张末期最低点至收缩末期最高点之间的距离，正常时 ≥16 mm，<16 mm 时考虑为右心室收缩功能降低（见图 1-41）。

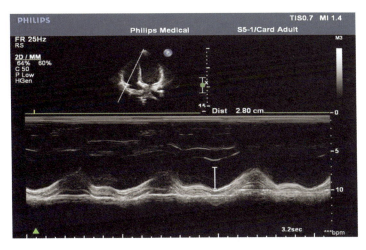

图1-41 三尖瓣环收缩期位移

(2) 三尖瓣外侧瓣环收缩期峰值速度（S'）。用组织多普勒测量三尖瓣外侧瓣环获得，S' < 10 cm/s 时，提示右心室收缩功能降低（见图1-42）。

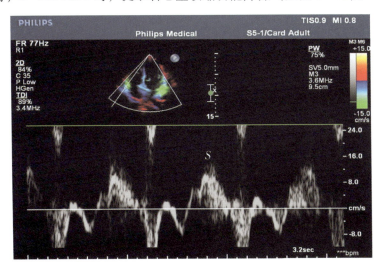

图1-42 三尖瓣外侧瓣环收缩期峰值速度

(3) 右心室面积变化分数法（RVFAC）。在心尖四腔心切面，计算右心室舒张期及收缩期面积的变化比率，即 RVFAC =（右心室舒张末期面积 - 右心室收缩末期面积）/右心室舒张末期面积 × 100%。RVFAC 小于35%提示右心室收缩功能降低。

2. 右心室舒张功能评价

(1) 三尖瓣口血流频谱。三尖瓣口血流频谱包括舒张早期的 E 峰与舒张晚期心房收缩的 A 峰，E 峰/A 峰应大于 1。

（2）三尖瓣外侧瓣环组织多普勒。用组织多普勒测量三尖瓣外侧瓣环获得右心室心肌舒张早期速度 E'，联合三尖瓣口血流频谱能反映右心室的血流动力学改变。$E/E' > 6$ 提示右心室舒张功能受损。

（3）下腔静脉的内径及塌陷率。在距右心房入口 2 cm 处测量下腔静脉内径。下腔静脉塌陷率 =（下腔静脉最大内径 - 下腔静脉最小内径）/下腔静脉最大内径 × 100%。正常状态下，下腔静脉内径小于 21 mm，塌陷率大于 50%（见图 1-43）。

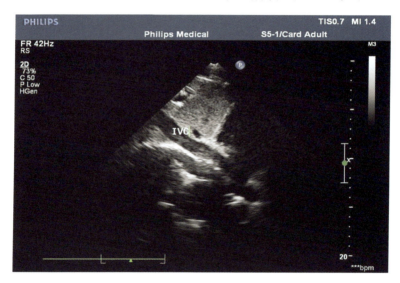

图 1-43　下腔静脉

第四节　冠状动脉解剖结构及检查方法

一、心脏冠状动脉的走行及分布

冠状动脉（Coronary Artery）作为心脏的供血血管行走于心脏的表面，主要供养心肌以及传导系统。冠状动脉有两大主分支——左冠状动脉和右冠状动脉。

根据左右冠状动脉供血范围的大小，有 Schlesinger 分型，包括：①右冠状动脉优势型：右冠状动脉除了延展至膈面后发出后降支外，仍有其他分支供应膈面大部分区域。②左右均势型：两侧心脏膈面区域由左右冠状动脉共同供血，分布均匀，不越过房室沟和后室间沟的交点。③左冠状动脉优势型：左冠状动脉延展至心脏膈面后仍有后降支或其他分支供应。

（一）左冠状动脉（Left Coronary Artery，LCA）

约 92% 以上左冠状动脉开口于升主动脉左后方的左冠状窦，另外有 8% 左右开口于窦外。左冠状动脉主要供应左心室、左心房、右心室前壁及室间隔前 2/3~3/4 的心肌。左冠状动脉发出后至分支前的部分称为左主干，左主干走行至室间沟时又分为左前降支和左回旋支，两者之间有时会发出中间支。

（二）左主干冠状（Left Main Coronary Artery，LM）

走行于左心耳与肺动脉主干起始部之间，长度可从数毫米到数厘米。左主干冠状动脉血管的狭窄或闭塞，常会导致大面积的心肌缺血或心源性猝死，心电图有时会有特异性改变，例如心电图"6+2"现象，即心肌缺血发作时至少 6 个导联的 ST 段明显压低，同时合并 2 个导联的 ST 段抬高。

（三）左前降支（Left Anterior Descending Branch，LAD）

前降支血管是左主干的直接延续，经肺动脉圆锥的左缘进入前室间沟，沿前室间沟绕行心尖，终止于心脏的膈面。前降支的血液供应区域为部分左心室、右心室前壁及室间隔前 2/3 的位置，并发出对角支、右心室前支、前间隔支 3 条分支。前降支血管的狭窄或闭塞在心电图中常表现为胸前导联 ST-T 段的改变，常伴有典型心绞痛症状或急性心梗诱发的急性心力衰竭。对角支从左前降支发出 3~5 支行走于左心室游离壁。

（四）左回旋支（Left Circumflex Branch，LCX）

左回旋支起自左主干，与左主干几乎呈直角，其走行于左心房室沟，终止于心脏膈面。主要供应的区域有左心房、左心室的外侧壁以及左心室的前后壁。发出钝缘支、左室前支、左室后支、左房支等分支。左回旋支血管狭窄或闭塞在心电图中可表现为下壁导联、高侧壁导联的 ST-T 段的改变。

钝缘支（又称左边缘支）行走于左心室侧壁，主要供应左心室侧壁。

（五）右冠状动脉（Right Coronary Artery，RCA）

右冠状动脉开口于升主动脉右前方的右冠窦内，走行于右心房室沟，在肺动脉起始部与右心耳之间向下走行，并分别发出左室后支、后降支、右房支等。右冠状动脉主要供应右心房、右心室前壁与心脏膈面的大部分心肌。其中后降支常分布于左右心室的后壁和室间隔的后下 1/3 处，有时还会与前降支的末梢发生吻合。左室后支常发出房室结动脉供应房室结，右房动脉常发出窦房结支供应窦房结。右冠状动脉狭窄或闭塞常会导致心电图下壁导联 ST‐T 段的改变，由于其常发于分支支配心脏传导结构的窦房结和房室结，因此常常合并房室传导阻滞等缓慢型心律失常。

锐缘支是右冠状动脉走行至右心室锐缘附近发出的沿着或平行于右心缘向下走行的分支，一般为 1~2 支，1 支多见，可缺如，是冠状动脉造影辨认分支的一个标志。

后降支走行于后室间沟并发出后室间隔支，供应左心室壁心肌及室间隔后 1/3。在少数左冠状动脉优势型者中，后降支由左回旋支发出。

二、心脏冠脉血管的检查方法

（一）冠状动脉造影术（Coronary Angiography，CAG）

冠状动脉造影术是利用造影剂通过造影导管对冠状动脉解剖即左、右冠状动脉及其主要分支进行的放射性影像学的检查，属介入性诊断技术。目前，诊断性冠状动脉造影术已成为心导管检查术中一种既常用又安全的临床检查方法，是冠状动脉疾患明确诊断的金标准！[①]

1. 冠状动脉造影检查操作步骤

冠状动脉造影术就是利用血管造影机，通过特制的心导管经皮穿刺桡动脉或股动脉等，沿动脉逆行至升主动脉根部，通过导管的形态及操作探寻左或右冠状动脉口，注入造影剂，使冠状动脉显影。这样就可清楚地将整个左或右冠状动脉的主干及其分支的血管腔显示出来，可以了解血管有无狭窄病灶存在，对病变部位、范围、严重程度、血管壁的情况等作出明确诊断，决定治疗方案（介入、手术或内科治疗），还可用来判断疗效。近年冠状动脉内超声显像技术（IVUS）、光学干涉断层成像技术（OCT）等逐步在临床应用，在冠状动脉造影的基础上进一步清晰地显示正常的血管段存在的内膜增厚或斑块，为冠状动脉诊断提供了新手段。

---

① 任李，张定国.《2021ACC/AHA/SCAI 冠状动脉血运重建指南》解读 [J]. 实用心电学杂志，2022，31（4）：229‐237.

第一章 心血管系统常用检查要点解读

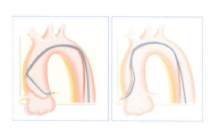

A   B

图1-44 左右冠状动脉口（A图为左冠状动脉口，B图为右冠状动脉口）

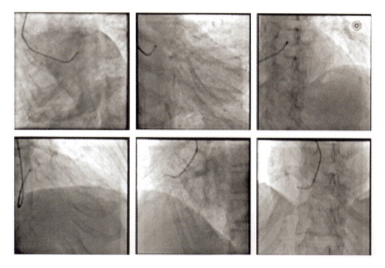

图1-45 冠状动脉造影术中探寻左或右冠状动脉口，注入造影剂显示冠状动脉

2. 冠状动脉造影的体位及血管走行

为了全面展现患者冠状动脉血管的情况，在冠状动脉造影检查过程中需要造影操作者通过踏板来控制射线，实现透视或者录像的功能。造影操作者通过检查床旁的摇杆控制C臂旋转，改变X线放射源及接收器（增强器）相对患者的位置，最后显示器上显示的造影图像会随着投照体位和角度而改变。左冠状动脉检查常用的体位有蜘蛛位、左头位、右足位和正头位（见图1-46），右冠状动脉检查常用的体位有左侧位和正头位（见图1-47）。

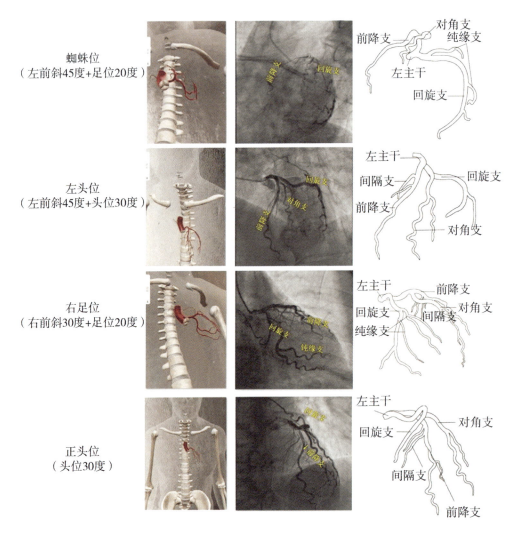

图1-46 左冠状动脉检查常用体位及X线下投影、走行

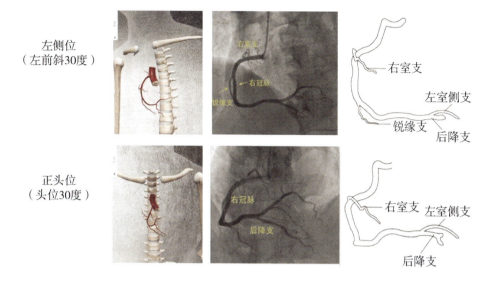

图 1-47　右冠状动脉检查常用体位及 X 线下投影、走行

（二）冠脉 CTA 检查（Coronary CT Angiography）

冠脉 CTA 检查属于一种非侵入性血管造影方法，不需要恢复时间。先对胸部进行正定位像扫描，通过门控心电测定，设置扫描范围、时间及参数等；予以对比剂注射，用高压注射器通过肘部静脉将对比剂注入患者体内；获取横断面图像后重建三维立体成像。冠脉 CTA 检查与冠状动脉造影检查相比具有无创、恢复快等优点，两者均可以评价患者的冠状动脉血管情况，但冠脉 CTA 检查对于测量冠状动脉钙化斑块负荷、了解冠状动脉管壁及冠状动脉外情况有一定优势。[①] 冠状动脉造影检查不仅能够评估冠状动脉的病变，在发现冠状动脉严重狭窄时可同时进行支架植入等治疗（见图 1-48）。

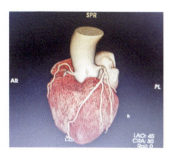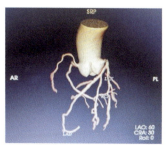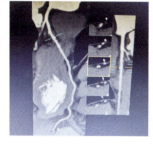

图 1-48　冠脉 CTA 检查与冠状动脉造影检查对比

---

①　胡盛寿，高润霖，杨跃进，等. 中国冠状动脉血运重建适宜性标准的建议（试行）[J]. 中国循环杂志，2016，31（4）：313-317.

第二章　心力衰竭

第一节　总　论

心力衰竭是全球具有高发病率和高死亡率的主要心血管疾病之一,《AHA/ACC/HFSA 心力衰竭管理指南（2022）》提出了心力衰竭的定义和分类,将心力衰竭定义为心脏结构或功能异常导致心室收缩或充盈障碍引起症状和体征的复杂临床综合症,与既往提出的"舒张功能障碍"不同,更强调了"充盈障碍"。一般表现为肺循环和（或）体循环淤血,器官、组织血液灌注不足等一组综合症。主要症状为呼吸困难、体力活动受限和体液潴留。心力衰竭的本质是临床综合症,强调临床症状和（或）体征,并不是一种特定的疾病。[①]

心力衰竭根据发生的阶段可分为前心衰阶段、前临床心衰阶段、临床心衰阶段和难治性终末期四个阶段。根据心力衰竭发生的部位可分为左心衰竭、右心衰竭和全心衰竭。新指南根据左心室射血分数（LVEF）进行心衰分类,射血分数降低的心衰（Heart Failure with Reduced Ejection Fraction, HFrEF）, LVEF≤40%；射血分数保留的心衰（Heart Failure with Preserved Ejection Fraction, HFpEF）, LVEF≥50%；射血分数轻度降低的心衰（Heart Failure with Mild Reduced Ejection Fraction, HFmrEF）, LVEF 介于 HFrEF 和 HFpEF 之间；射血分数改善的心衰（Heart Failure with Improved Ejection Fraction, HFimpEF）, 即既往 LVEF≤40%, 随访期间 LVEF 升高至 >40%。

[①] HEIDENREICH P A, BOZKURT B, AGUILAR D, et al. 2022 AHA/ACC/HFSA guideline for the management of heart failure: executive summary: a report of the American College of Cardiology/American Heart Association Joint Committee on clinical practice guidelines [J]. J Am Coll Cardiol, 2022, 79 (17): e263-e421.

表 2-1　心力衰竭的阶段和分类

心力衰竭的阶段	定义	心力衰竭的分类	定义
阶段 A（前心衰阶段）	患者为心力衰竭的高发危险人群，尚无心脏结构或功能的异常，也无心力衰竭的症状和（或）体征	HFrEF（射血分数降低的心衰）	LVEF≤40%
阶段 B（前临床心衰阶段）	患者无心力衰竭的症状和（或）体征，但已发展成结构性心脏病	HFpEF（射血分数保留的心衰）	LVEF≥50%
阶段 C（临床心衰阶段）	患者已有基础的结构性心脏病，以往或目前有心力衰竭的症状和（或）体征	HFmrEF（射血分数轻度降低的心衰）	LVEF 介于 HFrEF 和 HFpEF 之间
阶段 D（难治性终末期）	患者有进行性结构性心脏病，虽经积极的内科治疗，休息时仍有症状，且需要特殊干预	HFimpEF（射血分数改善的心衰）	既往 LVEF≤40%，随访期间 LVEF 升高至 >40%

　　心力衰竭根据发生的时间、速度、严重程度可分为急性心力衰竭和慢性心力衰竭。急性心力衰竭是因为急性的严重心肌损害、心律失常或突然加重的心脏负荷，使功能正常或者处于代偿期的心脏在短时间内发生衰竭或使慢性心力衰竭急剧恶化。临床上以急性左心衰竭为常见，表现为急性肺水肿或心源性休克。相比之下，慢性心力衰竭的发展过程较为缓慢，一般有代偿性心脏扩大或肥厚及其他代偿机制的参与。本章我们将通过两个病例，一起来分析、学习心力衰竭的疾病特点及诊疗流程。

第二节　急性心力衰竭

病例1　急性左心衰竭

患者86岁，老年女性。

主诉：气促伴双下肢水肿1个月，2小时前劳累后加重。

【分析】老年女性，气促伴双下肢水肿，应考虑气促及水肿病因的鉴别。2小时前劳累后病情急性加重，对于老龄患者，在鉴别心源性、肺源性及肾源性的同时应注意是否存在多器官功能不全。

一、病史采集

现病史：一个多月前活动后出现气促，伴少许咳嗽，无咳痰、发热、胸痛胸闷等不适。症状多为活动后出现，休息后可缓解，自诉夜间睡眠时偶有不能平卧，需抬高床头。伴进行性双下肢水肿，无颜面水肿。患者家属自行购买药物服用（具体不详）。2小时前患者大便后，气促明显加重伴有心悸、胸闷，呈端坐位不能平躺，休息后症状缓解不明显。伴有全身大汗、神情紧张、烦躁。不伴咳嗽、咳痰、发热等。家属拨打120，急诊拟"气促查因"收入我科进一步诊治。自起病以来，患者精神、胃纳、睡眠一般，小便较前减少，大便不通畅，近期体重较前增加5~6斤。

既往史："高血压、冠心病、甲亢"病史30余年，具体诊治不详，否认糖尿病及其他病史，否认传染病史，否认手术及外伤史，否认输血史，否认药物及食物过敏史，预防接种史不详。

个人史、家族史、婚育史无特殊。

【病史问诊思路】气促的问诊思路应着重进行心源性气促、肺源性气促的鉴别，对气促发作的诱因、加重或缓解的因素及伴随症状等进行重点问诊。水肿的问诊应着重询问：①水肿最开始发生的部位、发展的快慢、水肿的性质、伴随的改变等，以鉴别肾源性水肿与心源性水肿。②全身性水肿还是局部性水肿。还应对患者有无粉尘接触、长时间卧床、过敏等可能引起气促和水肿的既往史、个人史等进行详细问诊。

二、体格检查

体温：36.5℃，心率：148 次/分，呼吸：38 次/分，血压：165/86 mmHg，血氧：92%。发育正常，营养中等，急性面容，端坐体位，神情焦虑、烦躁不安，部分查体不能配合。口唇及甲床轻度紫绀，全身皮肤黏膜无黄染及瘀斑。双侧颈静脉充盈，胸前区无异常隆起。心尖搏动点向左下移位，无异常心尖搏动，律不齐，第一心音强弱不等，心脏各瓣膜区未闻及异常心音及心脏杂音，未闻及心包摩擦音。双肺呼吸音粗，双肺满布湿啰音。腹软，未触及肿块，双下肢重度凹陷性水肿。

入院心电图：快速型心房颤动、ST－T 改变；CHA_2DS_2－VASc 评分 6 分，HAS－BLED 评分 3 分。

【体格检查要点】 对不明原因突发气促伴血氧下降，应对患者进行心电、血氧、血压等生命体征的密切监测。

①心率/心律：密切监测心率变化，避免长期缺氧诱发的恶性心律失常以及排除由于心率变化诱发的气促及血氧变化。

②血压：患者病情稳定前应 5 分钟测量一次血压，通过血压的监测明确有无低血压休克以及高血压导致的后循环阻力升高，加重心力衰竭。

③血氧：不明原因气促患者，需密切监测血氧饱和度变化。对于持续低于 90% 的患者，应根据血气分析结果，采用高流量给氧、无创辅助通气治疗，必要时可进行有创辅助通气治疗。同时观察诊疗效果，进一步诊断与鉴别诊断。

④呼吸：观察呼吸频率和呼吸节律也是进行气促鉴别诊断的重要内容。

⑤心肺体格检查：观察口唇有无紫绀苍白、颈静脉有无充盈；听诊双肺有无干湿啰音及哮鸣音。肺部听诊对于气促的鉴别诊断尤为重要，如双肺满布湿啰音提示心衰肺水肿可能性大。如听诊以哮鸣音、干啰音为主，提示支气管哮喘或 COPD 急性发作可能性大。心脏各瓣膜听诊有无第一心音减弱或强弱不等，各瓣膜区有无心脏杂音和异常心脏听诊音。

⑥其他系统体格检查：怀疑急性心衰肺水肿的患者，还应检查有无颈静脉充盈、怒张，肝脾有无明显肿大，有无合并胸、腹水及双下肢水肿情况。

表 2－2　支气管哮喘与心源性哮喘鉴别要点

鉴别点	支气管哮喘	心源性哮喘（急性左心衰）
病史	过敏史、哮喘发作史	冠心病、瓣膜病、高血压等
好发人群	儿童、青少年	中老年人

(续上表)

鉴别点	支气管哮喘	心源性哮喘（急性左心衰）
临床症状	呼气性呼吸困难、咳白色黏痰	混合型呼吸困难、咳粉红色泡沫样痰
肺部体征	双肺满布哮鸣音	双肺广泛哮鸣音和湿啰音
心脏体征	心率快	叩诊心界增大，可闻及心脏疾病原有体征
治疗	雾化吸入β2受体激动剂可缓解症状	需强心、利尿、扩管等综合治疗

三、诊疗经过

入院后给予心电监护，完善十二导联心电图。心电监护示心率：140次/分，血压：165/90 mmHg，血氧：92%。急查血常规、生化、肌钙蛋白、proBNP、血气分析等。给予高流量吸氧、抬高床头等处理，但患者气促症状缓解不明显，烦躁不安持续加重，伴咳粉红色泡沫样痰。检验检查结果如下：

血常规：白细胞：6.49×10^9/L，中性粒细胞占比：79.84%↑，血红蛋白：137 g/L，血小板：178.9×10^9 g/L。

心肌损伤标志物：肌酸激酶（CK）：46 U/L↑，肌酸激酶同工酶：31 U/L↑，肌钙蛋白I＜0.010 microg/L，脑钠肽（proBNP）：12200 ng/L↑，D－二聚体：825 microg/L↑。

生化检查：肌酐（Cr）：108 umol/L↑，谷丙转氨酶：32 U/L，血钾（K^+）：4.15 mmol/L。

血气分析：PH：7.367，PCO_2：4.68 kPa，PO_2：9.86 kPa↓，氧合血红蛋白：92%↓，动脉血氧含量：15.0 mL/%↓。

心脏彩超：LA：44 mm，LV：54 mm，LVEF：41%↓；前壁、前间隔、心尖变薄，运动低平，三尖瓣反流（重度），肺动脉高压（中度）（见图2-1）。

床边胸片：双肺渗出灶，双侧胸腔少量积液（见图2-2）。

常规心电图：快速型心房颤动，ST-T改变（见图2-3）。

第二章 心力衰竭

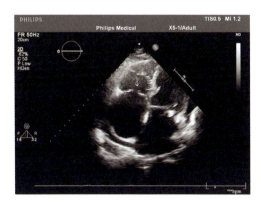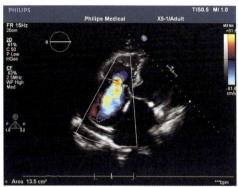

图 2-1 心脏彩超提示三尖瓣关系不全，三尖瓣重度反流

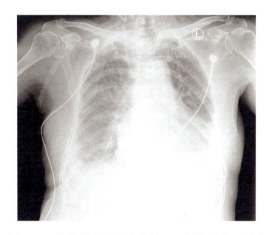

图 2-2 胸片提示双肺渗出灶，双侧胸腔少量积液

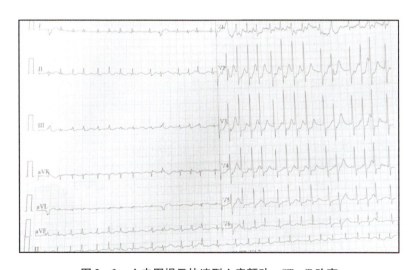

图 2-3 心电图提示快速型心房颤动，ST-T 改变

四、病例解析

（一）病例特点和初步诊断

病例特点：患者为老年女性，慢性病程急性加重。在原有高血压、冠心病的基础上，由感染及劳累诱发急性心力衰竭，出现气促、双下肢水肿，伴心悸、咳粉红色泡沫样痰等。查体主要阳性体征：端坐位、神情焦虑烦躁、颈静脉充盈、心脏向左下移位、双肺满布湿啰音、哮鸣音、双下肢重度凹陷型水肿。既往高血压、冠心病、甲亢病史。入院心电图提示快速型心房颤动、ST-T改变。

初步诊断：①急性心力衰竭，心功能Ⅳ级；②心脏瓣膜病，三尖瓣反流（重度），肺动脉高压（中度）；③冠心病，不稳定心绞痛待排；④肺部感染；⑤高血压病3级，很高危。

诊断依据：①老年女性，急性起病，大便后突发气促、心悸胸闷、咳粉红色泡沫样痰；②既往冠心病、高血压等心脏基础疾病病史；③心电图提示快速房颤、心衰标志物升高，血气分析提示低氧血症，心脏彩超提示心脏收缩功能降低、三尖瓣重度反流；④体格检查提示急性心力衰竭诱发肺水肿。

（二）患者目前的首要抢救措施

该患者目前持续烦躁不安伴血氧进行性下降、心率增快、咳粉红色泡沫样痰，双肺满布湿啰音及哮鸣音。急性心力衰竭处理的首要任务是早期迅速稳定血流动力学状态，以纠正低氧、改善症状、维护重要器官灌注和功能为主。

（1）一般处理：取坐位、双腿下垂。

（2）吸氧：积极纠正缺氧是治疗的首要环节，鼻导管给氧（5~6 L/min）/面罩给氧（5~6 L/min）/无创加压给氧。

（3）镇静：吗啡3~5 mg静推推注，减少焦虑躁动所带来的心脏负荷增加。

（4）利尿：呋塞米20~40 mg，2分钟内推注，4小时后可重复一次，以改善水钠潴留，减轻心脏负荷。

（5）扩张血管：排除心源性休克后给予硝酸甘油、硝普钠、重组人脑利钠肽等，扩张动静脉及冠状动脉血管，减轻心脏前后负荷。

（6）正性肌力药物。

洋地黄类强心药物有助于改善射血分数降低的心力衰竭患者，尤其是合并有快心室率心房颤动的患者。急性心肌梗死后24小时内，应避免使用。

磷酸二酯酶抑制剂（米力农）兼有扩张血管和正性肌力的作用，在扩血管、利尿的基础上短时间应用可以取得良好疗效。左西孟旦既能增强心肌收缩力，又介导钾离子通道发挥舒张血管作用，适用于没有明显低血压倾向的急性左心衰患者。

（7）血管收缩药：对于给予正性肌力药物后症状改善不明显的心源性休克患者，可以使用肾上腺素、去甲肾上腺素以收缩外周血管、升高血压，保证重要脏器的血液灌注，但也会增加左心室后负荷，进一步加重心力衰竭。

（三）患者病情稳定后需进一步完善的检查和治疗

急性心力衰竭患者病情稳定后需进一步确定病因和相关并发症以进行下一步治疗。该患者有既往冠心病病史，心脏彩超提示前壁、前间隔、心尖变薄，运动低平。以上均提示患者心力衰竭的病因为缺血性心肌病，下一步行冠状动脉造影明确病因诊断。给予阿司匹林 300 mg + 替格瑞洛 180 mg（负荷剂量）。冠状动脉造影提示：右冠状动脉优势型，LM（-），LAD 中段弥漫偏心不规则狭窄 95%~99%，远端近段局限狭窄 70%~80%，前向血流 TIMI1-2 级；LCX 近段斑块，前向血流 TIMI3 级；RCA 远段斑块，前向血流 TIMI3 级。于 LAD 中段病变处植入支架一枚（见图 2-4）。附急性心力衰竭处理流程（见图 2-5）。

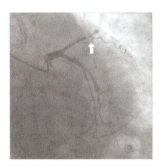
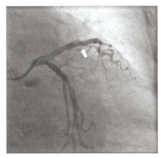

图 2-4 冠状动脉造影示前降支中段狭窄 95%~99%，支架植入后狭窄改善，血流恢复

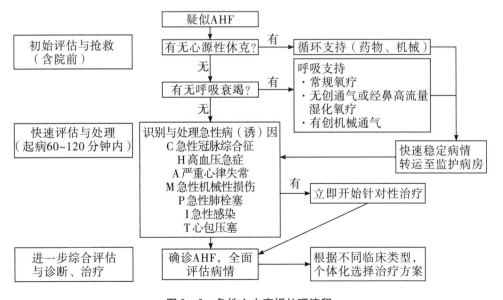

图 2-5 急性心力衰竭处理流程

五、病例贯通与拓展

讨论问题一：心脏的泵血机制及影响因素

（一）心脏的泵血机制

1. 心房泵血

心房收缩发生在心室舒张期的最后 0.1 秒，心房收缩引起心房内压增高（左心房平均升高 6~7 mmHg，右心房平均升高 4~6 mmHg）。房室瓣开放，心房内血液进入尚处于舒张期的心室，使得心室进一步充盈。心房血液的流入可使心室的充盈量增加 10%~30%。该病例中的患者为快速型心房颤动，房颤时心房失去节律性收缩，使得其泵入心室的血液量明显减少，心室的充盈量略有减少，从而影响心室收缩期向大动脉的泵血。该患者又合并左心室顺应性下降和心率加快，会进一步影响心室舒张末期容积，导致心室收缩期射血量减少，引发或加重心力衰竭。

```
心房收缩，心房容积下降
        ↓
     心房内压上升
（右心房上升 4~6 mmHg；左心房上升 6~7 mmHg）
        ↓
房室瓣开放（动脉瓣膜处于关闭状态）
        ↓
血液挤入心室（占心室充盈量的 10%~30%）
```

图 2-6　心房收缩期

心房在心动周期的大部分时间均处于舒张状态，其主要功能是临时接纳和储存从静脉回流的血液。在心室舒张期的大部分时间，心房也处于舒张状态，称为全心舒张期。此时，心房仅为心室血液回流心室的通道。

2. 心室泵血

心室泵血是心脏维持血液循环的重要机制，可以分为收缩期和舒张期。其中收缩期包括等容收缩期和射血期，舒张期包括等容舒张期和充盈期。我们以左心室为例来具体讲述心室泵血的过程。

（1）等容收缩期。心室进入收缩期后，心室内压会持续上升，当心室内压大于心房压时房室瓣关闭。此时心室内压仍低于主动脉内压，因此主动脉瓣仍处于关闭状态。心室为一个封闭的腔室，在此过程中心室的收缩对心室的容积并没有影响，称为等容收缩期。等容收缩期时间的长短主要与心肌收缩力和后负荷相关。当心肌收缩力下降时，等容收缩期增加；当后负荷增加时，等容收缩期增加。

```
心室收缩
    ↓
心室内压急剧上升
（左右心室内压接近80 mmHg）
    ↓
房室瓣关闭/主动脉瓣关闭状态
（心室内容积不变，血液不流动）
    ↓
心室继续收缩
    ↓
快速射血期（心室内压>动脉压）
```

图 2-7　等容收缩期（0.05 s）

（2）射血期。当心室持续收缩，心室内压高于主动脉压时，主动脉瓣开放。心室内压仍大于心房内压，房室瓣仍关闭。此时心室内的血液快速射入主动脉内，射血量占总射血量的70%，心室的容积快速下降而在快速射血末期心室内压达到最高。随着心室内容积的持续下降以及心肌收缩强度减弱，开始进入缓慢射血期。在缓慢射血末期，心室内压已经小于主动脉内压，心室射血主要依靠血液的动能，此阶段射血量约占总射血量的30%。

```
心室收缩期（快速射血期）
    ↓
心室内压>主动脉压
（右心室内压>80 mmHg；左心室内压>8 mmHg）
    ↓
主动脉瓣开放（房室瓣仍处于关闭状态）
    ↓
快速射血入主动脉（70%的射血量）
    ↓
心室容积快速下降
    ↓
缓慢射血期
```

图 2-8　快速射血期（0.1 s）

（3）等容舒张期。心室收缩结束后开始舒张，心室内压持续下降，当心室内压低于主动脉压时主动脉瓣关闭，此时心室内压依然高于心房内压，房室瓣仍为关闭状态，心室称为封闭的腔室。心室内容积不变，血液不流动。

```
心室舒张期
    ↓
心室内压下降
    ↓
主动脉瓣关闭
（心室内压>心房内压，房室瓣关闭，
   容积不变，血液不流动）
```

图2-9　等容舒张期（0.06～0.08 s）

（4）充盈期。随着心室肌持续舒张，心室内压持续降低。当心室内压低于心房内压时，房室瓣开放。心房和心室同时处于舒张期，心房和大静脉内的血液快速回流至心室，心室进入快速充盈期。由于心室内压的降低，房室压力差减小，心室进入缓慢充盈期。在缓慢充盈期的后半阶段，血液主要通过心房收缩被推入心室。

```
等容舒张期末（心室舒张→心室内压下降）
    （心室内压<心房内压，房室瓣开放）
              ↓
          心室舒张期
              ↓
          心室内压下降
   （心室内压和心房内压差逐渐缩小）
              ↓
   心房和大静脉中的血液迅速流入心室
              ↓
          心室容积增加
```

图2-10　快速充盈期（0.11 s）

```
在前半阶段，大动脉的血液通过心房流入心室
              ↓
在后半阶段，血液通过心房收缩被推入心室
```

图2-11　缓慢充盈期（0.22 s）

（二）影响心输出量的因素

心输出量是指一侧心室每分钟射出的血量，其计算公式为心输出量（CO）=搏出量（SV）×心率（HR），因此凡是影响搏出量和心率的因素均会影响心输出量。如果在心率不变的情况下，搏出量越大心输出量越多；反之，搏出量越小

心输出量越少。影响搏出量的因素主要包括心脏的前后负荷及心肌收缩力。

1. 前负荷

顾名思义，前负荷是指心脏收缩前所承受的负荷，前负荷决定肌小节的初长度，其主要取决于心室舒张末期压力和心室舒张末期心房内压。心脏前负荷又称为容量负荷。由于本病例中的患者近1个月出现了双下肢水肿，说明其水钠潴留明显，容量负荷增加。

2. 后负荷

后负荷指心室向大动脉收缩泵血时所承受的压力，主要指动脉血压。心室向大动脉射血时，需要克服大动脉的阻力使动脉瓣开放，血液由心室射入大动脉。当主动脉压力增加时，心室持续收缩，心室内压升高，等容收缩期延长，射血期缩短。在射血期，心室肌纤维缩短程度减小，导致射血量减少，最终导致搏出量减少。该患者有既往高血压病史，本次心力衰竭发生的主要诱因为大便用力导致心脏急性收缩做功，腹腔压力升高，诱发外周血管收缩，静脉回心血量增加，外周血管压力升高又导致心脏后负荷增加。

3. 心肌收缩力

除了心脏前后负荷，心肌收缩力也是影响搏出量的重要因素。心肌收缩力增强时搏出量增加，心肌收缩力减弱时搏出量减少。该患者心脏彩超提示左心室射血分数降低，伴有前壁、前间隔、心尖变薄，运动低平，说明该患者心肌收缩力降低。

讨论问题二：急性心力衰竭患者的非药物治疗

除了前面提到的药物及一般治疗外，对于一些给予药物治疗后症状仍改善不理想或者合并心源性休克、急性肾功能衰竭、急性呼吸衰竭的患者，还有哪些抢救及治疗的非药物手段？

（一）连续性肾脏替代治疗（CRRT）

急性心力衰竭患者主要表现为心脏排血量减少、组织灌注不足、体循环及肺循环淤血、水钠潴留及肾脏灌注不足，导致循环血流动力学紊乱，并进一步激发交感神经兴奋，儿茶酚胺浓度升高，肾素—血管紧张素—醛固酮系统（RAAS）激活，心钠素（ANP）分泌增多等。药物治疗不能迅速改善上述病理状态时，患者容易合并电解质及内环境紊乱，又进一步使得患者的药物耐受性下降、肾功能损害加重。此时，及时进行CRRT治疗可以缓慢和等张排除液体，有较好的血液动力学耐受性。同时，通过血液滤过，还能清除一些不利的神经体液因子，纠正电解质紊乱，有可能打断恶性循环，取得较好的疗效。但根据《急性心力衰竭中国急诊管理指南（2022）》，CRRT治疗目前并不建议用超滤代替袢利尿剂作为急性心力衰竭患者的一线治疗，而是应用于难治性淤血、对利尿剂反应不佳的患者。[①]

（二）氧疗与呼吸支持

对于急性心力衰竭合并低氧血症（$SaO_2 < 90\%$ 或 $PaO_2 < 60$ mmHg）的患者，应该尽快通过氧疗或呼吸支持改善患者血氧状态。氧疗的方法主要有以下几种：

（1）鼻导管给氧：适用于轻中度缺氧患者，最大氧流量可达 4~6 L/min。

（2）面罩给氧：包括普通面罩给氧及无创正压通气（Non-invasive Positive Pressure Ventilation，NIPPV），对于普通氧疗效果欠佳（呼吸频率 > 25 次/分、$SpO_2 < 90\%$）或合并Ⅱ型呼吸衰竭及代谢性碱中毒的患者应尽早给予 NIPPV。

（3）经鼻高流量湿化给氧（High Flow Nasal Cannula Oxygen Therapy，HFNC）：是一种通过鼻腔持续给予患者恒定浓度、湿度及稳定氧气的模式，适用于 NIPPV 不能耐受或Ⅰ型呼吸衰竭的患者。

（4）有创机械通气（Invasive Positive Pressure Ventilation，IPPV）：患者经积极治疗后病情仍继续恶化（意识障碍，呼吸节律异常，呼吸频率 > 35~40 次/分或 < 6~8 次/分，自主呼吸微弱或消失，$PaCO_2$ 进行性升高或 pH 动态性下降）应行气管插管给予有创机械通气。

（三）机械循环支持装置（Mechanical Circulatory Support，MCS）

急性心力衰竭患者使用 MCS 的主要目的是改善心脏功能，提高左心室泵血能力，改善器官灌注，促进器官阻滞功能恢复。目前临床应用的有主动脉内球囊反搏和体外膜肺氧合。

1. 主动脉内球囊反搏（Intra-aortic Balloon Pumping，IABP）

IABP 的工作原理是将球囊置入降主动脉内，左锁骨下动脉开口远端。心脏舒张期，球囊充气，主动脉舒张压升高，冠状动脉压升高，使心肌供血供氧增加；心脏收缩前，球囊排气，主动脉压力下降，心脏后负荷下降，心脏射血阻力减小，心肌耗氧量下降（见图 2-12）。主要适用于急性心肌梗死、重症心肌炎、心外科术前/后等泵功能衰竭的情况，是临床上广泛使用的左心室辅助疗法。但目前指南并不推荐 IABP 常规应用于心源性休克患者，因此其植入选择和时机选择都需要临床医生谨慎把握。当患者需要使用大剂量血管活性药物才能稳定血流动力学时需要考虑植入 IABP，也可以与 ECMO 等其他左心室辅助装置联合使用，

[①] 中国医疗保健国际交流促进会急诊医学分会，中华医学会急诊医学分会，中国医师协会急诊医师分会，等. 急性心力衰竭中国急诊管理指南（2022）[J]. 中华急诊医学杂志，2022，31（8）：1016-1041.

改善左心室负荷,作为心脏移植的过渡。①

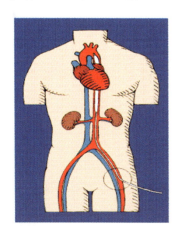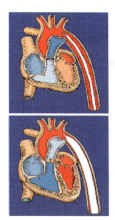

图 2-12　IABP 植入位置及心动周期相应的充盈扩张和排空

2. 体外膜肺氧合(Extracorporeal Membrane Oxygenation, ECMO)

ECMO 主动通过"动力泵"和"氧合器"为心肺功能衰竭的患者提供体外呼吸、循环支持,以维持患者的生命。

动力泵(人工心脏),提供动力驱动血液在管道中流动。氧合器(人工肺),将输入的血液进行氧合,输出氧合后的动脉血。ECMO 运转时,血液从静脉引出,通过氧合器氧合,排出二氧化碳,氧合血可回输静脉(V-V 转流),也可回输动脉(V-A 转流)。ECMO 主要适用于心跳骤停的患者、急性严重心功能衰竭患者、急性严重呼吸功能衰竭患者、其他严重威胁呼吸循环功能的疾病患者以及器官移植支持等。②

---

① NEUMANN F J, SOUSA-UVA M, AHLSSON A, et al. 2018 ESC/EACTS guidelines on myocardial revascularization [J]. Eur Heart J, 2019, 40 (2): 87-165.

② MCDONAGH T A, METRA M, ADAMO M, et al. 2021 ESC guidelines for the diagnosis and treatment of acute and chronic heart failure: developed by the task force for the diagnosis and treatment of acute and chronic heart failure of the European Society of Cardiology (ESC) with the special contribution of the Heart Failure Association (HFA) of the ESC [J]. Eur J Heart Fail, 2022, 24 (1): 4-131.

第三节　慢性心力衰竭

> **病例 2　慢性心力衰竭**
>
> 患者 58 岁，老年女性。
> 主诉：反复胸闷气促 19 年，再发加重伴双下肢水肿 2 天。

一、病史采集

现病史：患者 19 年前活动后出现胸闷气促，在外地医院确诊为风湿性心脏病（二尖瓣狭窄），给予药物保守治疗，效果欠佳。于 2007 年行"二尖瓣球囊扩张术"，术后症状稍缓解。后于 2008 年在外院行"二尖瓣 + 主动脉瓣置换术"，术后长期规律口服华法林等药物。2016 年 5 月因"房颤、室性早搏"于外院行"房颤射频消融术"，症状好转后出院，长期服用强心、利尿、改善心功能等药物，症状可缓解。2010 年气促胸闷再发，于我院行胸腔镜下"胸腔粘连松解术，三尖瓣置换（人工生物瓣），右心房减容术"，术后规律服用药物治疗，但胸闷气促症状仍反复发作，其间多次因胸闷气促入我院，给予对症治疗后好转出院。2 天前患者早晨洗漱时摔倒，今早出现双下肢水肿，症状加重，右下肢较明显，伴活动后气促，伴端坐呼吸，有咳嗽、无咳痰，无腹胀、食欲下降，无胸痛、无头晕、无头痛，现患者为进一步诊治，故来我院就诊，拟"慢性心力衰竭急性加重"收入住院，患者自发病以来精神睡眠欠佳，大便正常，小便较前减少，体重无明显变化。

既往史：既往高血压 20 余年，自诉规律服药，平素血压控制良好，血压控制在 100/65 mmHg，有 2 型糖尿病病史，平素规律服用安达唐 10 mg qd，具体血糖控制不详。6 年前因脑出血病史在外院治疗。否认传染病史、否认外伤史、否认输血史、否认药物及食物过敏史，预防接种史不详。

个人史、婚育史、家族史：无特殊。

【病史问诊思路】该患者病史时间长、诊治经过较为复杂。问诊应围绕患者气促、胸闷的症状入手，对既往与该症状相关的诊治经过进行详细问诊。同时对本次症状加重的诱因、表现进行重点问诊，还要对呼吸系统、泌尿系统等相关疾病进行鉴别。

二、体格检查

体温：36.6℃，心率：104次/分，呼吸：18次/分，血压：87/65 mmHg。神情焦虑，半坐体位，口唇、甲床可见轻度紫绀。颈静脉充盈，胸前区可见条索状术后疤痕。双肺听诊呼吸音粗，可闻及散在干湿啰音，心前区无异常隆起，心尖搏动在左侧第5肋间左锁骨中线外2~3厘米处最明显，搏动范围直径约2厘米。未发现异常的心脏搏动。第一心音强弱不等，心率绝对不齐，心音低钝，无心音分裂，A2＝P2，无额外心音，心尖区及胸骨右缘第2肋间可闻及机械瓣膜开瓣音，未闻及心包摩擦音。腹软，无明显压痛及反跳痛，触诊双下肢水肿，右下肢明显。

三、诊疗经过

入院后予以完善血尿便常规、电解质、肝功能、肾功能、心肌酶、凝血、心电图、心脏超声等检查。予利尿、抗凝、抗血小板聚集、降压、调脂、控制心室率、稳定斑块等治疗。

（一）实验室检验及检查结果

心肌损伤指标：胸痛三项：proBNP为11500 ng/L↑，D-二聚体为4270 microg/L↑，TnI为0.013 microg/L、CK为29 U/L、CKMB为6 U/L。

生化指标：K：3.79 mmol/L，Na：123 mmol/L↓，Cl：91 mmol/L↓，CREA：126 umol/L↑，UA：633 umol/L↑，CRP：12.75 mg/L↑，ALT：78 U/L↑，AST：80 U/L。

凝血功能：INR：2.14↑，APTT：44.5 sec，PT：24.1 sec。

血脂四项：TC：5.35 mmol/L，TG：1.50 mmol/L，HDL-c：0.78 mmol/L，LDL-c：3.55 mmol/L。

血常规：WBC：10.04×10^9/L↑，中性粒细胞百分比：80%↑，中性粒细胞绝对值：7.36×10^9/L↑，血红蛋白：112 g/L↓。

尿常规、粪便常规未见异常。

常规心电图：心房颤动；R波递增不良（V4）；轻度ST段压低（V6）。

心脏彩超：符合二尖瓣、主动脉瓣位人工机械瓣置换术后，人工机械瓣位置、功能正常；AI（极轻）。符合三尖瓣瓣位人工生物瓣置换术后，人工生物瓣位置、功能正常，TI（轻）。PH（轻）。左心室射血分数降低，LVEF：28%。

胸部CT：双肺渗出灶、双侧胸腔积液；心影增大，双肺小叶间隔增厚，考虑心衰合并间质性肺水肿；二三尖瓣、主动脉瓣膜术后改变（见图2-13）。

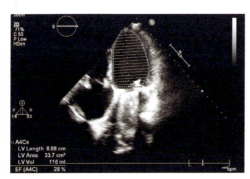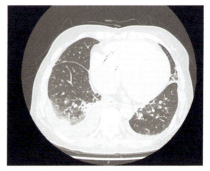

图2-13　患者入院时心脏彩超及胸部CT影像

（二）入院时患者长期药物治疗方案

抗凝：华法林钠片2.25 mg qd。

利尿改善水钠潴留：螺内酯片20 mg bid、呋塞米片20 mg bid。

降压、控制心室率、改善心功能：雅施达2 mg qd、倍他乐克23.75 mg qd。

降糖、改善心衰：达格列净片10 mg qd。

补钾：氯化钾缓释片1 g tid。

护胃、改善胃肠动力：潘妥洛克40 mg qd、莫沙必利5 mg tid。

降尿酸：苯溴马隆50 mg qd。

四、病例解析

（一）病例特点和初步诊断

病例特点：①患者为老年女性，既往因心脏瓣膜病多次行外科手术治疗，长期给予规范抗心衰治疗，但仍有气促、胸闷等心衰症状，本次因跌倒后症状加重入院。该患者为心脏瓣膜病导致慢性心力衰竭急性发作。②查体主要阳性体征：神情焦虑，半坐体位，口唇及甲床轻度紫绀，血压偏低，心率偏快（呈现心源性休克状态）。颈静脉充盈，心脏向左下移位，双肺呼吸音粗可闻及干湿啰音，律不齐，房颤率。二尖瓣、主动脉瓣听诊区可闻及机械瓣膜开瓣音。肝脾肋下可触及，双下肢水肿且右下肢明显（既有左心衰竭的表现，又合并外周循环淤血的右心衰竭，同时不能排除跌倒后导致的下肢静脉血栓形成）。③既往有高血压、2型糖尿病、脑出血等病史，既往病史复杂，合并症较多。④目前检验、检查结果提示心脏功能差、电解质紊乱、肝肾功能受损等。

初步诊断：①慢性心力衰竭急性发作，心功能Ⅳ级；②风湿性心脏病，全心扩大，具有其他心脏瓣膜置换（二尖瓣、主动脉瓣位人工机械瓣置换术后，三尖瓣瓣位人工生物瓣置换术后）；③心律失常，快速型心房颤动，频发性室性期前收缩；④高血压 3 级（很高危）；⑤2 型糖尿病；⑥低钠低氯血症；⑦轻度贫血；⑧肝功能不全；⑨慢性肾功能不全；⑩陈旧性脑出血；⑪右侧股骨颈骨折，下肢静脉血栓待排。

（二）患者下一步的治疗方案

该患者本次住院有以下问题亟待解决，患者家属因患者曾多次行外科手术治疗，拒绝一切有创治疗方式，要求药物保守治疗。

（1）解决本次心衰发作的诱因：抗感染治疗、明确有无下肢静脉血栓。

住院后给予头孢哌酮钠舒巴坦钠抗感染治疗。完善下肢血管彩超检查结果：双下肢动脉硬化多发斑块形成，未见静脉血栓形成。考虑患者股骨颈骨折，有可能行外科手术治疗，将华法林钠片改为依诺肝素 0.4 mL q12h。

序号	检测日期	标本号	结果	结果标志	单位	参考值
1	2022/6/1 0:00:00	1608645661	4270	↑	microg/L	80--500
2	2022/6/2 0:00:00	1608645781	3730	↑	microg/L	80--500
3	2022/6/6 0:00:00	1608659982	2200	↑	microg/L	80--500
4	2022/6/7 0:00:00	1608663709	2790	↑	microg/L	80--500
5	2022/6/9 0:00:00	1608672542	1350	↑	microg/L	80--500
6	2022/6/13 0:00:00	1608686731	1010	↑	microg/L	80--500

图 2-14　患者住院期间 D-二聚体指标明显好转

（2）规范心衰药物治疗下仍急性心衰加重，抗心衰药物如何调整？

心衰急性期加用增强心肌收缩力的药物：洋地黄类 + 钙离子增敏剂（左西孟旦），增强心肌收缩力，改善患者心衰症状，同时需注意患者血压变化。

序号	检测日期	标本号	结　果	结果标志	单位	参考值
1	2022/6/1 0:00:00	1608645661	11500	↑	ng/L	300--900
2	2022/6/2 0:00:00	1608645781	7600	↑	ng/L	300--900
3	2022/6/6 0:00:00	1608659982	10100	↑	ng/L	300--900
4	2022/6/7 0:00:00	1608663709	11700	↑	ng/L	300--900
5	2022/6/9 0:00:00	1608672542	15400	↑	ng/L	300--900
6	2022/6/13 0:00:00	1608686731	1680	↑	ng/L	300--900
7	2022/6/20 0:00:00	1608710355	2280	↑	ng/L	300--900

图 2-15　患者住院期间 proBNP 水平明显改善

（3）患者肝肾功能不全合并电解质紊乱、血压低，常规利尿药物效果不佳，如何调整利尿药物？

患者水钠潴留合并低钠低氯血症，服用呋塞米、安体舒通等利尿药物效果欠佳，加用托伐普坦（排水不排钠），改善水钠潴留及电解质紊乱。

（4）患者为恶性心律失常及猝死的高危人群，如何预防心源性猝死事件的发生？

该患者心脏大、心功能差合并电解质紊乱、肝肾功能不全等多器官损害。发生恶性心律失常及心源性猝死风险高。住院期间，患者早上起床突发意识丧失，口唇紫绀，呼之不应，心率、血氧测不出，血压 74/38 mmHg，双侧瞳孔大小 3mm，对光反射迟钝，心电监护示室性心动过速，给予电除颤后转为房颤心律（见图 2-16）。

给予氯化钾缓释片＋静脉补钾改善低钾，加量 β 受体阻滞剂，加用胺碘酮抗心律失常治疗。考虑患者心脏大，再发恶性心律失常及心源性猝死风险高，建议患者植入心脏自动除颤仪 ICD，但患者及家属均拒绝。

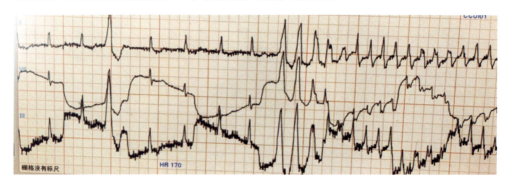

图 2-16　患者住院期间突发室性心动过速伴意识丧失

（5）调整后的治疗方案：

抗凝：依诺肝素 0.4 mL q12h。

利尿：托伐普坦 15 mg qd。
降压、控制心室率、改善心功能：雅施达 2 mg qd、倍他乐克 47.5 mg bid。
降糖：安达唐 10 mg qd。
控制心律失常：胺碘酮片 200 mg tid。
补钾：氯化钾溶液 20 mL tid、250 mL NS + 氯化钾 7.5 mL。
抗感染：头孢哌酮钠舒巴坦钠 1.5 mg q12h。
强心：去乙酰毛花苷 0.2 mg iv、左西孟旦 0.2 μg kg min。

五、病例贯通与拓展

讨论问题一：慢性心力衰竭的病理生理学机制

1. 心肌损害和心室重构

由于原发性心肌损害和心脏负荷过重，使室壁应力增加，导致早期出现心肌肥大，经过一系列的重构过程，使得肥厚的心肌收缩速度下降，收缩时间延长，并且松弛延缓，当进入失代偿期时，心腔会进一步扩大，心脏收缩乏力。

2. 神经—内分泌—交感神经系统激活

肾素—血管紧张素系统的活性升高，这些神经内分泌系统的激活，可以增强心肌收缩力，从而使心排血量增加，心率加快。但长期活性升高有不利的作用，会导致水钠潴留，心脏的前负荷及后负荷增加，加重抑制左心室的功能，大量儿茶酚胺还对心肌有直接毒性作用，造成心力衰竭。

3. 血流动力学异常

当心力衰竭进入失代偿期时，Frank-Starling 机制达到最大效应，此时心搏不再增加，反而会出现降低，使得心脏指数下降，血流淤滞在肺静脉内或者体静脉内，导致有效循环血容量不足，最终导致血流动力学紊乱。

讨论问题二：慢性药物治疗的新进展

慢性心力衰竭作为心血管疾病晚期的一种复杂临床综合征，被视为心血管疾病防控的最后一个战场。近年来，出现了越来越多的创新性药物，如血管紧张素受体脑啡肽酶抑制剂、钠—葡萄糖协同转运蛋白 2 抑制剂、可溶性鸟苷酸环化酶刺激剂等，也出现了心脏收缩力调节器（CCM）等创新性器械治疗产品。

1. 血管紧张素受体脑啡肽酶抑制剂（Angiotensin Receptor Neprilysin Inhibitor，ARNI）

心力衰竭的药物治疗主要聚集在阻断交感神经系统和肾素—血管紧张素—醛固酮系统（Renin-Angiotensin-Aldosterone System，RAAS）的病理性激活。血管紧张素转化酶抑制剂（Angiotensin Converting Enzyme Inhibitor，ACEI）、血管紧张素Ⅱ受体拮抗剂（Angiotensin Receptor Blocker，ARB）类药物、β受体阻滞剂以及醛固酮受体拮抗剂的联合治疗方案成为心力衰竭治疗金标准，即"金三角"。ARNI的出现拓展了慢性心力衰竭的治疗靶点，ARNI类药物沙库巴曲缬沙坦在ARB类药物的基础上，复合了脑利钠肽内切酶抑制剂，能同时阻断肾素—血管紧张素系统中的血管紧张素受体和脑啡肽酶，具有舒张血管、利尿、抑制交感神经的作用，同时提高内源性脑利钠肽水平，发挥了多种抗心力衰竭作用，包括拮抗RAAS和交感神经系统、减轻水钠潴留、扩张阻力血管、延缓和逆转心肌病理性重塑等作用，从而改善心力衰竭。ARNI主要用于射血分数降低的症状性心力衰竭患者。尤其是接受ACEI、ARB治疗的心力衰竭患者，经受体阻滞剂、螺内酯等药物治疗后，症状仍无法缓解，可用ARNI治疗。

2. 钠—葡萄糖协同转运蛋白2抑制剂（Sodium-Dependent Glucose Transporters 2，SGLT-2）

指南推荐[①]，对于有症状的慢性HFrEF患者，无论是否存在2型糖尿病，推荐使用SGLT-2（达格列净或恩格列净）来降低心力衰竭住院和心血管死亡的发生风险。SGLT-2是一类新的降糖药物，其降糖作用不依赖于胰岛素，而是通过抑制近曲肾小管葡萄糖的重吸收而促使葡萄糖从尿液排出达到降糖效果。SGLT-2的应用不仅可改善2型糖尿病患者的血糖水平，而且还可降低心血管事件和心力衰竭住院发生率。更令人惊喜的是，在合并2型糖尿病的心力衰竭患者中，SGLT-2也能使其获益。目前认为，SGLT-2治疗心力衰竭的机制不仅是通过利尿、降压、控制血糖、减轻体重、增加红细胞质量和红细胞压积带来系统性获益，还包括针对心肌细胞改善能量代谢、保持离子稳态、平衡自噬功能、调节脂肪因子等多种机制使心力衰竭患者获益。

SGLT-2作为心力衰竭治疗的新基石，联合ARNI+β受体阻滞剂+盐皮质激素（MRA）成为治疗心力衰竭的新四联药物。新四联是目前心力衰竭治疗的最优组合，不论在延长心力衰竭患者的寿命方面还是在提升心力衰竭患者生活质

---

① MCDONAGH T A, METRA M, ADAMO M, et al. 2021 ESC guidelines for the diagnosis and treatment of acute and chronic heart failure: developed by the task force for the diagnosis and treatment of acute and chronic heart failure of the European Society of Cardiology (ESC) with the special contribution of the Heart Failure Association (HFA) of the ESC [J]. Eur J Heart Fail, 2022, 24 (1): 4-131.

量方面，均优越于"金三角"。2017 年、2021 年美国心脏病学会（American College of Cardiology，ACC）心力衰竭评估和治疗临床决策路径专家共识①以及 2021 年欧洲心脏病学会（European Society of Cardiology，ESC）心力衰竭指南明确推荐 ARNI 或 ACEI/ARB + SGLT-2 + β 受体阻滞剂 + MRA 作为治疗 HFrEF 患者的基础药物，必要时加用伊伐布雷定、维利西呱或心肌肌球蛋白激动剂。②

3. 可溶性鸟苷酸环化酶（Soluble Guanylyl Cyclase，sGC）刺激剂

维利西呱是可溶性鸟苷酸环化酶刺激剂，可直接结合并激活 sGC，促进细胞内第二信使环磷酸鸟苷（Cyclic Guanosine Monophosphate，cGMP）增加，产生扩血管、改善内皮功能、抗纤维化和抗心肌重塑等作用。对于已接受指南导向药物治疗（Guideline Determined Medication Therapy，GDMT）的高风险 HFrEF 患者和近期发生心衰加重事件的 HFrEF 患者，维利西呱可降低心衰住院和心血管死亡的发生风险。

4. 心肌肌球蛋白激动剂（Omecamtiv Mecarbil，OM）

心肌肌球蛋白激动剂是一种选择性的肌球蛋白激活剂，通过与心肌肌球蛋白特异性结合，可在不影响心肌细胞内钙浓度或心肌耗氧量的情况下增加心肌收缩力和收缩持续时间，提高心脏泵血能力，而传统的正性肌力药物虽然能够改善心力衰竭急性期血流动力学状态，但均未改善 HFrEF 患者的长期预后。

---

① HEIDENREICH P A, BOZKURT B, AGUILAR D, et al. 2022 AHA/ACC/HFSA guideline for the management of heart failure：executive summary：a report of the American College of Cardiology/American Heart Association Joint Committee on clinical practice guidelines［J］. Circulation, 2022, 145（18）：e876 - e894.

② MCDONAGH T A, METRA M, ADAMO M, et al. 2021 ESC guidelines for the diagnosis and treatment of acute and chronic heart failure［J］. Eur Heart J, 2021, 42（36）：3599 - 3726.

第三章 高血压

第一节 总 论

随着心血管疾病的防治理念逐渐由被动防治转向主动防治，高血压作为心血管疾病的首要危险因素，也越来越受到重视。《2019年ESC高血压管理指南》将血压分为理想血压、正常血压、正常高值血压、1~3级高血压、单纯收缩期高血压。[①] 目前认为高血压是一种由遗传因素和环境因素相互作用所致的疾病，神经系统、内分泌系统、体液因素及血流动力学等也发挥着重要作用，但其机制仍未完全明了。高血压的主要影响因素包括遗传、年龄、超重/肥胖、高盐摄入、吸烟、过量饮酒、运动量不足、长期精神紧张、空气污染等。个体具有的危险因素越多，程度越严重，血压水平越高，高血压患病风险越大。

临床上，高血压主要分为原发性高血压（Primary Hypertension）和继发性高血压（Secondary Hypertension）。本章节我们将通过两个典型病例，一起来分析、学习高血压的临床特点与诊疗原则。

---

① BAKRIS G, ALI W, PARATI G. ACC/AHA versus ESC/ESH on hypertension guidelines: JACC guideline comparison [J]. J Am Coll Cardiol, 2019, 73 (23): 3018-3026.

第二节 原发性高血压

病例1 高血压急症

患者35岁，中年女性。

主诉：突发头晕伴头痛伴血压升高1天。

【分析】中青年女性，近1天突发不能自行缓解的头晕、头痛，应首先考虑对生命有威胁的"致命性头晕"，主要包括脑卒中、脑出血、颅内感染以及严重的低血糖。在下一步的病史采集和体格检查过程中应围绕上述疾病的诊断与鉴别诊断进一步展开。

一、病史采集

现病史：1天前患者无明显诱因出现头晕、头痛，伴恶心、干呕，自诉头晕主要为头重脚轻感，站立后症状加重，平躺时可好转。头痛为胀痛感，自觉头部血管胀痛伴强烈的搏动感，伴肢体乏力。无胸闷、胸痛，无天旋地转、晕厥、意识不清等，无喷射性呕吐等。自行在家休息后症状不能缓解，家庭自测血压210/160 mmHg，现为进一步诊治，来我院就诊。

既往史：糖尿病史4年，服用达格列净降糖治疗，血糖控制尚可。否认冠心病及其他病史，否认传染病史，否认手术及外伤史。

家族史、个人史无特殊。

【病史问诊思路】头晕问诊的重点为：头晕的特点、发作诱因、性质、持续时间、缓解方式、伴随症状等。根据头晕发作的特点及伴随症状等进行诊断、鉴别诊断，并对严重程度进行初步判断。

表3-1 头晕的问诊要点

	脑血管疾病	心因性头晕	特/继发性直立性低血压	原/继发性高血压（高血压急症）
特点	突发持续性、不能缓解	常突发突止	常与体位相关	持续性，不能缓解

(续上表)

	脑血管疾病	心因性头晕	特/继发性直立性低血压	原/继发性高血压（高血压急症）
发作诱因	劳累、熬夜、情绪激动、寒冷	饮酒、熬夜、劳累、停服抗心律失常药物	长期蹲位或卧床后，再次突然活动	情绪激动、劳累、停用降压药物
性质	眩晕、天旋地转	以头昏为主，昏沉感	以黑矇为主	以昏沉感为主
缓解方式	鲜有缓解	可以缓解	迅速缓解	血压控制后可缓解
伴随症状	黑矇、耳鸣、意识障碍、言语欠流利、一侧肢体偏瘫	焦虑、躁狂、烦躁、冷汗	胸闷、视野狭窄、黑矇	心悸、头痛、恶心、呕吐
既往病史	高血压、高脂血症、2型糖尿病、心房颤动病史	多伴有心律失常病史	常有应用利尿剂、血管扩张剂、抗抑郁药物的病史	多有高血压病史、自行或未规律服用降压药物

二、体格检查

体温：36.7℃，心率：80次/分，呼吸：18次/分，血压：210/160 mmHg，血氧：99%。发育正常，营养中等，表情痛苦，神志清楚，对答切题，查体配合。双侧瞳孔等大等圆，双侧瞳孔对光反射灵敏，全身皮肤黏膜无黄染及瘀斑，胸前区无异常隆起。律齐，第一心音明显增强，心脏各瓣膜区未闻及异常心音及心脏杂音，未闻及心包摩擦音。双肺呼吸音清，双肺底锁骨中线外侧可闻及少许湿啰音。腹软，未触及肿块，双下肢无水肿。

【体格检查要点】对于入院血压显著升高，拟诊断高血压急症的患者应给予生命体征监护，主要包括：

①动态监测血压变化情况：5～10分钟测量一次血压，监测四肢血压及立卧位血压变化。

②瞳孔、意识状态：定期测量患者双侧瞳孔大小及是否对称，对光反射情况等。判断患者清醒、嗜睡、昏睡或是昏迷。患者是否可正确回答问题：如性别、年龄、月份等。

③心率/心律：动态监测有无房颤、室上性心动过速、室性心动过速、房室传导阻滞等心律失常。

④肌力/肌张力：监测患者四肢肌力是否对称、有无一侧肌力降低。肌张力

是否增高,若有一侧肌力减退或肌张力增高,应注意有无危及生命的脑血管疾病。

⑤血氧:95%~100%,低于95%应注意排除肺水肿、心肌缺血、主动脉夹层,吸氧后仍低于90%提示预后较差。

⑥呼吸:12~20次/分,呼吸过速提示有无合并急性心力衰竭。

⑦心肺体格检查:观察有无口唇紫绀苍白、颈静脉有无充盈;听诊双肺有无干湿啰音(心衰所致肺水肿)。听诊心脏各瓣膜有无杂音及异常心音。

表3-2 高血压急症分类

	收缩压	舒张压	靶器官损害
高血压急症	大于180 mmHg	大于120 mmHg	伴有心、脑、肾等靶器官的损害
	大于240 mmHg	大于140 mmHg	不伴有靶器官的损害
高血压亚急症	大于180 mmHg	大于120 mmHg	不伴有重要脏器的损害

三、诊疗经过

接诊后立即评估患者病情,包括因缺血性或出血性脑卒中引起的神经系统定位症状,颅内压增高引起的恶心、呕吐、胸部不适,心肌缺血或主动脉夹层引起的急性严重背痛,可能为肺水肿引起的呼吸困难。评估后立即予以控制性降压,保护组织脏器,同时排查病因,治疗原发病。检验检查结果如下:

血常规:白细胞:12.78×10^9/L↑,中性粒细胞占比:72.1%↑,血红蛋白:102 g/L,血小板:445×10^9 g/L。

心肌损伤标志物:肌酸激酶(CK):182 U/L↑,肌酸激酶同工酶:72 U/L↑,肌钙蛋白I:0.014 microg/L↑,脑钠肽(proBNP):732 ng/L↑,D-二聚体:186 microg/L。

生化检查:肌酐(Cr)259 umol/L↑,谷丙转氨酶:12 U/L,K^+:3.96 mol/L,白蛋白:28 g/L。血脂:总胆固醇(TCHOL):4.97 mmol/L,甘油三酯(TG):4.32 mmol/L↑,低密度脂蛋白(LDLC):2.88 mmol/L。

尿常规:尿蛋白:2 g/L↑,尿白细胞:25 ery/uL↑。

尿微量白蛋白:4897.6 ug/mL↑。

甲状腺功能:促甲状腺素(TSH3):0.896 mIU/L,游离三碘甲状腺原氨酸(FT3):5.53 pmol/L,游离甲状腺素(FT4):11.01 pmol/L。

皮质醇指标：00：00 皮质醇（CORTISOL）：165.11 nmol/L，08：00 皮质醇：440.15 nmol/L，16：00 皮质醇：324.68 nmol/L。00：00 促肾上腺皮质激素（ACTH）：8.43 pg/mL，08：00 促肾上腺皮质激素：15.45 pg/mL，16：00 促肾上腺皮质激素：11.16 pg/mL。

高血压四项：肾素活性(PRA)：11.93 ng/mL/h，血管紧张素Ⅰ(AⅠ)：15.39 ng/mL/h，血管紧张素Ⅱ（AⅡ）：93.79 pg/mL，醛固酮（ALD）：0.13 ng/mL。

心脏彩超：LA：47 mm，LV：52 mm，LVEF：71%，符合高血压心脏改变。二尖瓣关闭不全（轻度）、三尖瓣关闭不全（轻—中度）、肺动脉高压（轻度）。

腹主动脉彩超：腹主动脉血流通畅，未见夹层及动脉瘤征象。

肾动脉彩超：双侧肾动脉阻力指数增高。

肾上腺素彩超：双侧肾上腺区未见明显占位性改变。双侧肾上腺区未见明显占位。

颈动脉及椎动脉彩超：双侧颈总动脉粥样硬化。双侧椎动脉未见异常。

头颅CT：头颅CT平扫脑实质未见异常，双侧筛窦炎症。

泌尿系统彩超：双肾皮质回声稍增强，注意肾脏功能。

四、病例解析

（一）病例特点

患者青年女性，突发头晕、血压升高，伴恶心呕吐，无胸闷、胸痛、气促、视物模糊等。既往有2型糖尿病，体格检查血压显著升高、第一心音明显增强。入院生化检查提示：肌酐259 umol/L、尿蛋白、尿微量白蛋白均显著升高。心电图：未见明显异常。头颅CT：脑实质未见异常。该患者高血压急症合并肾功能不全，需要与肾实质性高血压相鉴别。

表3-3 原发性高血压肾病与肾实质性高血压鉴别要点

	年龄	病史	贫血	浮肿	蛋白尿	尿镜检	血浆白蛋白	眼底改变
原发性高血压肾病	中老年	无	无	无	无/轻微蛋白尿	无/少许红细胞	基本正常	明显高血压眼底病变
肾实质性高血压	儿童、青少年	多有肾实质病病史	明显贫血貌	面部、眼睑浮肿	大量蛋白尿	红细胞/红细胞管型/脓尿	低蛋白血症	轻/无

（二）初步诊断与依据

初步诊断：①高血压急症，高血压病 3 级（很高危），心功能 I 级；②急性肾功能不全；③ 2 型糖尿病；④高甘油三酯血症。

诊断依据：①青年女性，突发头晕伴血压升高；②既往 2 型糖尿病病史，无肾脏疾病病史；③入院时血压明显增高：210/160 mmHg；④伴有肾损害，肌酐升高。

【分析】高血压急症的早期诊断对患者预后有很大影响，但高血压急症可发生于各种临床情况，高血压急症病情紧急、情况复杂、多变。同时患者的基础条件不同，临床表现各不相同，高血压急症可有基础或新出现的一个或多个靶器官损害并且高血压对重要脏器血流灌注有影响。对于既往有高血压的患者，应尽快完成血压的测量，并对患者进行综合评估，实施个体化治疗。

（三）目前首要的处理措施

高血压急症的首要处理原则是防止与减轻心、脑、肾等重要脏器的损伤。

（1）迅速降低血压：以静脉用药为主，选取起效快、半衰期短的药物。

（2）控制性降压：

第一目标：30~60 分钟降低至血压最高值的 2/3，即血压降幅不超 25%。

第二目标：2~6 小时放慢降血压速度，加用口服降血压药物，减慢静脉给药，血压控制在 160/100 mmHg 左右。

第三目标：24~48 小时根据患者个体情况逐步将血压降低至目标水平。

（3）合理选择降血压药物：

血管扩张剂：硝普钠、硝酸甘油。

肾上腺素能受体阻滞剂：酚妥拉明、亚宁定、拉贝洛尔等。

钙离子拮抗剂：硝苯地平、尼卡地平等。

利尿剂：呋塞米等。

应当注意的是血压控制并非越快越好，也并非越慢越好，需要在充分评估患者的基础上，制订个体化的治疗方案，有节奏、有目标地降低血压。该患者合并肾功能不全，故对于 ACEI、ARB 类的药物应该慎用。

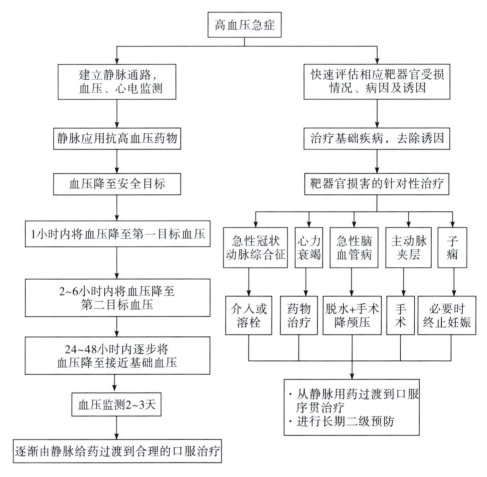

图 3-1 高血压急症的处理流程

五、病例贯通与拓展

讨论问题一：高血压急症的病理生理机制

在某些致病因素的影响下血管反应性增强，血液循环中肾素、血管紧张素Ⅱ、去甲肾上腺素及血管加压素等血管活性物质积聚增加，引起周围小动脉痉挛，外周血管阻力增加，血压急剧升高，交感神经、RAAS系统等多种神经体液因素参与其中。外周血管收缩导致微循环障碍，器官自身调节障碍，血管内皮受损，局部小动脉纤维素样坏死，血栓形成。肾脏压力升高导致压力性利尿，循环血容量减少。以上这些机制最终导致高血压相关靶器官损伤（HMOD）。损伤的靶器官进一步加重血压控制的难度，形成恶性循环。①

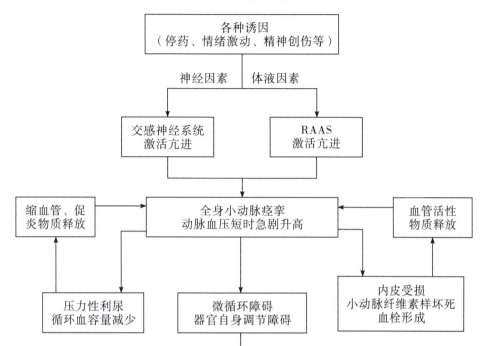

图 3-2 高血压急症发病的病理生理机制

讨论问题二：患者出现急性缺血性脑卒中的降压原则

由于组织对缺血缺氧十分敏感，故高血压急症并发缺血性脑卒中患者应根据具体情况降压，通常情况下急性缺血性脑卒中溶栓患者的血压应控制在 <180/110 mmHg，血管再通后，脑组织恢复灌注，应警惕脑出血与缺血再灌注损伤。不溶栓患者降压应十分谨慎，当收缩压 >220 mmHg 或舒张压 >120 mmHg 时，可以控制性降压，降压目标较单纯性高血压急症患者更为严格，1 小时内平均动脉压降低 15%，但收缩压不低于 160 mmHg，以保证脑血流灌注；降压药物优选拉贝洛尔、尼卡地平，次选硝普钠。

---

① 孙英贤，赵连友，田刚，等. 高血压急症的问题中国专家共识［J］. 中华高血压杂志，2022，30（3）：207-218.

第三节　继发性高血压

病例2　继发性高血压

患者60岁，老年男性。

主诉：体检时发现血压升高1年余。

【分析】老年男性，继发性高血压患者起病方式常为两个极端。一部分患者无明显临床症状，多在平时体检时发现血压异常；另一部分患者则以急性头晕、头痛，伴有恶心呕吐的高血压急症起病。本例在体检中发现。

一、病史采集

现病史：患者1年前体检时发现血压升高，最高达200/100 mmHg，无头晕、头痛、黑矇，无心悸、胸闷、胸痛，无恶心、呕吐等。遂于当地卫生院就诊。服用缬沙坦、氨氯地平片及吲达帕胺降压，居家监测血压，降压效果欠佳，血压维持在170~180/90~95 mmHg。遂就诊于我院门诊，诊室血压171/88 mmHg。门诊拟"难治型高血压"收治我科，近期患者精神、睡眠较差，余无特殊不适。

既往史：患者15年前患肺结核病（已治愈），否认肝炎等其他传染病史。否认手术及外伤史、否认输血史、否认药物及食物过敏史，预防接种史不详。

个人史、家族史及婚育史无特殊。

【病史问诊思路】按高血压病因分类：原发性高血压、继发性高血压（肾实质性高血压、肾血管性高血压、原发性醛固酮增多症、嗜铬细胞瘤等）。问诊应遵循以下三点：①注意高血压的分级。根据血压升高的程度，对高血压患者进行分级。②注意有无靶器官损害及并发症，对高血压患者进行危险度分层。③仔细询问患者的既往疾病，积极寻找高血压的病因。

二、体格检查

BMI：21、腰围：80 cm、臀围：75 cm，体温：36.4℃，心率：83 次/分，呼吸：15 次/分，血压：180/81 mmHg，血氧：98%。发育正常，营养中等，神志清楚，查体配合。全身皮肤黏膜无黄染及瘀斑，胸前区无异常隆起。律齐，心脏各瓣膜区未闻及异常心音及心脏杂音，未闻及心包摩擦音。双肺呼吸音清，未闻及明显干湿啰音及哮鸣音。左肾动脉听诊区可闻及吹风样杂音，双下肢无明显水肿。

【体格检查要点】①正确测量血压，由于血压有波动性，且情绪激动、体力活动时会引起一时性的血压升高，因此应至少2次在非同日静息状态下测得血压升高时方可诊断高血压，而血压值应以连续测量3次的平均值计。②测量体重指数（BMI）、腰围及臀围。③检查四肢动脉搏动和神经系统体征，听诊颈动脉、胸主动脉、腹部动脉和股动脉有无杂音。

三、诊疗经过

接诊该患者时，患者无明显临床症状及靶器官损害，但考虑患者年龄偏大，应予降压治疗，并尽快明确高血压病因。故嘱患者低盐低脂饮食，在原有三种降血压药物基础上加用琥珀酸美托洛尔等药物，同时完善心脏彩超、颈部血管彩超及肾脏彩超、肾动脉CTA。检验检查结果如下：

血常规：白细胞：7.2×10^9/L↑，中性粒细胞占比：60.5%↑，血红蛋白：150 g/L，血小板：213.1×10^9 g/L。

心肌损伤标志物：肌酸激酶（CK）：71 U/L，肌酸激酶同工酶：11 U/L，肌钙蛋白Ⅰ：0.001 microg/L，脑钠肽（proBNP）：230 ng/L，D-二聚体：202 microg/L。

生化检查：肌酐（Cr）：45 umol/L，谷丙转氨酶：21 U/L，K^+：3.73 mol/L。

血脂检查：LDLC：4.15 mmol/L↑。

心脏彩超：LA：33 mm，LV：44 mm，AO：24 mm，RV：20 mm，IVS：12 mm，RA：43×36 mm，LVEF：51%，符合高血压心脏改变。

胸片：心、肺、膈未见明显异常（见图3-3）。

肾动脉CTA：左肾动脉开口处重度狭窄，左肾动脉近端轻度狭窄；腹主动脉及双侧髂动脉粥样硬化（见图3-3）。

药物降压方案：考虑患者一侧肾动脉严重狭窄，停用ARB类药物，改为硝苯地平控释片 30 mg/bid、吲达帕胺缓释片 1.5 mg/qd、琥珀酸美托洛尔 47.5 mg/qd，血压波动范围 150~160/90~100 mmHg。

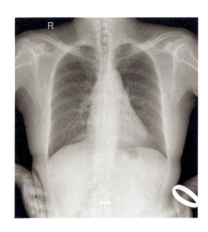
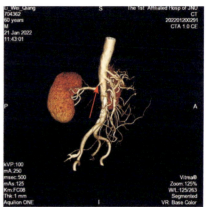

图 3-3 入院胸片及肾动脉 CTA（箭头处可见肾动脉明显狭窄）

四、病例解析

（一）病例特点

患者老年男性，体检时发现血压升高，自觉无明显症状。患者既往无糖尿病、吸烟、熬夜等高危因素，此类患者高血压常常隐匿，患者不知已经罹患高血压，常常因高血压所致靶器官损害就诊，如出现视物模糊、劳力性呼吸困难、下肢水肿等症状。初诊高血压的患者，除了评估高血压危险因素外，排除继发性高血压也是重要的诊治内容。该患者血压波动大，给予三种降血压药物后血压控制仍欠佳，属于难治型高血压，对此类患者更应该重点排查继发性高血压因素。

（二）初步诊断与依据

初步诊断：继发性高血压（左肾动脉狭窄）。

诊断依据：①老年男性合并高低密度脂蛋白。②体检时发现血压升高，最高达 200/100 mmHg，服用三种降压药物仍效果欠佳。③左肾动脉听诊区可闻及吹风样杂音。④肾动脉 CTA 提示：左肾动脉开口处重度狭窄，左肾动脉近端轻度狭窄；腹主动脉及双侧髂动脉粥样硬化。

【分析】患者因体检时发现高血压，曾于医院就诊，但治疗效果欠佳。一般情况，患者服用降压药后血压会有明显改善，但患者服用降压药物后血压仍维持在 170~180/90~95 mmHg。这提示患者可能患难治型高血压，或者导致高血压的病因并未去除。

（三）下一步治疗方案

该患者目前已经明确诊断为继发性高血压、左肾动脉狭窄，下一步经肾动脉造影检查，明确肾动脉狭窄位置，并进一步行支架植入术。术中可见左肾动脉近端重度狭窄 90%，于左肾动脉开口处植入支架一枚，术后再造影左肾动脉未见明显狭窄（见图 3-4）。术后调整降压药物并加用抗血小板等药物治疗，患者血压稳定在 125~130/75~80 mmHg。

术后调整药物方案为：硝苯地平控释片 30 mg qd、琥珀酸美托洛尔 47.5 mg qd、阿司匹林肠溶片 100 mg qd、氯吡格雷 75 mg qd、阿托伐他汀 20 mg qn。

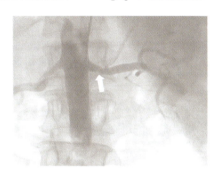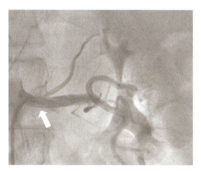

图 3-4 肾动脉狭窄术前、术后对比

五、病例贯通与拓展

讨论问题一：肾动脉狭窄的病因及导致血压升高的病理生理学机制

肾动脉狭窄的病因主要可以分为动脉粥样硬化性及非动脉粥样硬化性两大类，其中非动脉粥样硬化性又可以分为纤维肌性发育不良、大动脉炎及其他。从发病年龄上来区分，60 岁以上老年人多以动脉粥样硬化性为主，而非动脉粥样硬化性常见于年轻的难治型高血压患者，具体病因及诊断标准如下（见图 3-5）。

肾动脉狭窄引起血压升高的机制主要有两方面：①肾动脉狭窄导致肾血流量减少，RAAS 系统激活，释放大量收缩血管物质导致外周血管收缩，血压升高；②RAAS 系统激活刺激肾上腺皮质，导致醛固酮分泌增加，肾脏排水排钠减少，水钠潴留导致循环血容量增多，进而导致血压进一步升高。

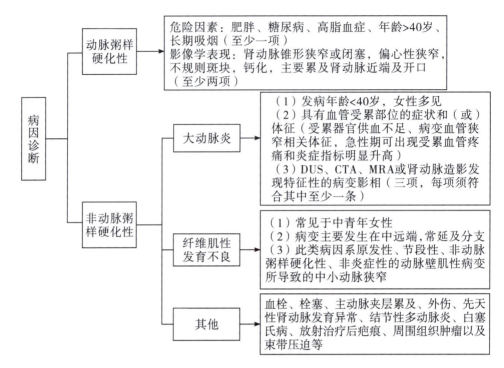

图 3-5 肾动脉狭窄病因诊断分类

讨论问题二：本病除降压对症治疗、肾动脉支架植入术以外适用的药物治疗手段

除肾动脉支架植入术以外，本病的治疗主要有手术治疗、药物治疗，而治疗的目的不仅为降低血压、防治高血压相关并发症，还在于保护肾功能。手术治疗主要包括肾血运重建、肾移植、肾切除术。应当注意的是，无法行介入治疗及手术治疗的患者在药物的选择上应慎用 ACEI 类，因为此类药物在管狭窄的患者中，可使肾小球内囊压力下降，导致肾功能进一步恶化。药物治疗是基础，包括降压、调脂、抗凝和防治动脉粥样硬化。主要的降压药及用药注意事项如下：

钙离子拮抗剂：是治疗肾血管性高血压的安全有效药物。

ACEI/ARB：是最有针对性的降压药物，对大部分患者推荐使用，但这类药物有可能使单功能肾或双侧 RAS 患者的肾功能恶化，因此 ACEI/ARB 可用于单侧 RAS 患者，而单功能肾或双侧 RAS 患者慎用，开始使用时需要密切监测尿量和肾功能，如服药后尿量锐减或血清肌酐快速上升超过 0.5 mg/dl，表明已发生急性肾功能不全，应立刻减量或停药，一般肾功能均能恢复。

β 受体阻滞剂：能抑制肾素释放，有一定的降压作用，可以选用。

利尿剂：激活肾素释放，一般不主张用于肾血管性高血压患者，但患者如合并原发性高血压、肺水肿或心力衰竭，仍可选用。

第四章 心律失常

第一节 总 论

心律失常是临床心血管疾病诊治过程中最常遇到的疾病之一。但同时心律失常又是复杂而危险的，是造成心血管疾病高病死率，尤其是高猝死率的原因之一。心脏的电活动起源于窦房结，后者的冲动先扩布到右、左心房，然后到达房室结，再沿房室束及左右束支、浦肯野纤维网传导激动心室肌，使得心房和心室顺序收缩和舒张。凡由于心脏内冲动的发生与传播不正常而使整个心脏或其一部分的活动变得过快、过慢或不规则，或者各部分激动的顺序发生紊乱时，即形成心律失常。

一、心脏起搏及传导系统

正常心律起源于窦房结，频率为60～100次/分，较为规则。心律失常是指心脏激动的起源、频率、节律、传导顺序和传导速度等发生异常。心脏正常传导系统由窦房结、结间束、房室结、希氏束、左右束支及浦肯野纤维网组成。多数情况下，心律失常不是一种独立的疾病，众多心内外疾病或生理情况均可使上述心肌细胞电生理活动不稳定，从而导致心律失常。

心肌细胞主要由两类细胞构成：工作细胞及自律细胞。工作细胞如心房肌细胞和心室肌细胞，具有兴奋性、收缩性及传导性，但不具有自律性。而自律细胞为特殊分化的心肌细胞，主要包括P细胞及浦肯野细胞，它们除了具有兴奋性与传导性之外，还具有自动产生节律性兴奋的能力。

窦房结为心脏正常窦性心律的起搏点，位于右心房上腔静脉入口处，长10～20 mm，宽2～3 mm。主要由P（起搏）细胞与T（移行）细胞组成。冲动在P细胞形成后，通过T细胞传导至窦房结以外的心房组织。窦房结主要由窦房结动脉提供血液供应，其起源于右冠状动脉者占60%，起源于左冠状动脉回旋支者占40%。

结间束为连接窦房结与房室结的传导纤维，分前、中、后三束。

房室结位于房间隔底部、卵圆空窝下、三尖瓣内瓣叶与冠状窦开口之间，长约 7 mm，宽约 4 mm。正常情况下，房室结是窦性心律下传至心室的唯一通道，上部借助 T 细胞区与心房肌延续。房室结以 T 细胞为主，P 细胞仅散在其中。T 细胞间靠简单的桥粒连接，房室结上部的传导纤维彼此交错成网状，因此冲动传至房室结时形成 40～50 ms 的延迟，以保证心室在心房收缩后才进行收缩，成为避免快速型室上性激动下传至心室的天然屏障。同时，这也是房室间易发生阻滞的原因。房室结的下部，传导纤维纵向排列成束状，其间由胶原纤维将其分离开来。在生理或病理情况下，分开的纤维束间的传导速度及不应期存在很大差异，形成房室结的双径路或多径路传导，为房室结内折返性心动过速的基础。房室结由右冠状动脉供血者占 90%，由左冠状动脉供血者占 10%。

希氏束为条索状结构，长约 15 mm。起源于房室结，通过中心纤维体骑跨在室间隔顶部，通常走行于室间隔膜部左侧。下端分为左、右束支，左束支稍后又分为前、后分支，分别进入前、后乳头肌；右束支沿室间隔右侧面行进，至前乳头肌根部再分成许多细小分支。左、右束支的终末部在行进中继续细分，最终成网，即浦肯野纤维网，潜行于心内膜下。上述组织的血流供应主要来源于冠状动脉前降支与后降支（见图 4-1）。

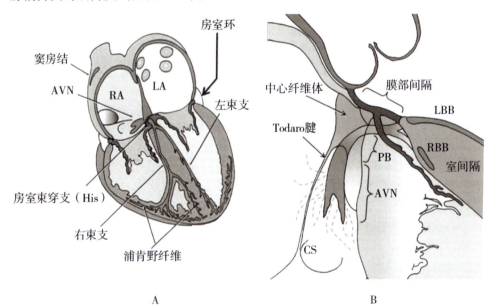

图 4-1 A 图显示心脏传导系统的分布；B 图显示致密房室结（AVN）及其下方的两个延伸支

二、心律失常病因及诱因

心律失常发病率高,可见于各种器质性心脏病,也可见于正常人。既可见于心脏病变,也可见于心外疾病。

在某些生理状态下,如紧张、焦虑或饮用咖啡、浓茶、酒精等,可诱发快速型心律失常。心脏的多种疾病,如高血压性心脏病、冠心病、心肌炎、心功能不全、风心病等,均可伴发心律失常。诸多心外疾病,如甲状腺功能亢进、慢性阻塞性肺疾病、急性脑血管病、系统性红斑狼疮、电解质紊乱等,也可发生心律失常。

三、心律失常发生机制

心律失常的发生机制包括冲动形成异常和冲动传导异常。

(一) 冲动形成异常

异常冲动的形成,可源于自律性细胞,如正常窦房结起搏点的冲动发放频率过快、过缓或不齐;潜在起搏点的冲动发放频率不适当加快,夺获窦性心律;或窦性节律过缓时,下位潜在起搏点引发逸搏心律。此外,非自律性细胞,如心房肌或心室肌细胞,在病理状态下,如缺血、缺氧、炎症、中毒、电解质紊乱和儿茶酚胺增多等,也可出现自律性,形成异位自主节律,如自律性房速和室性并行心律等。

(二) 冲动传导异常

1. 折返

折返是快速型心律失常最常见的发生机制。折返机制是指当一个激动在传导过程中,抵达局部单向阻滞区时,不能从前方正向通过,从而折向未阻滞的相邻部位继续传导,然后绕到阻滞区的后方,缓慢地逆向传导通过阻滞区,再次激动阻滞区前方。折返形成的基本条件:①心肌组织中,两个或多个相邻部位的传导性和不应期不一致,形成一个冲动传导的闭合环路。②环路的一段因不应期延长而发生单向阻滞。③环路的另一段传导速度缓慢,所需传导时间延长。待冲动通过时,原先的单向阻滞区已有足够的时间脱离不应期,传导功能得到恢复,并可再次被兴奋。若冲动在折返环路内循环往复,就形成折返性心动过速,如心房扑动、房室结折返性心动过速、房室折返性心动过速等。

2. 传导阻滞

冲动传导至某处心肌,恰逢该处生理功能上的不应期,导致传导阻滞,称为生理性传导阻滞或功能性传导阻滞。心脏传导系统因病理损害而出现的传导功能障碍，称为病理性传导阻滞。

（三）触发活动

触发活动是由一个或多个先行冲动触发的后续起搏活动。触发活动必须依赖于先行的动作电位，且异位激动点总是在一次正常的除极后发生，因此也称为后除极。后除极表现为膜电位的振荡，若能达到阈电位就会触发一次异位激动，该次异位激动又可触发另一次后除极，如此反复，就引起一阵异位激动，即心动过速。发生在动作电位 2 相或 3 相的后除极，称为早期后除极，其发生与动作电位复极时程延长有关。发生在动作电位 4 相的后除极，称为延迟后除极，它的发生与细胞内 Ca^{2+} 超负载有关。临床上发生的洋地黄中毒性心律失常和尖端扭转型室速的发生机制可能与触发活动相关。

（四）心律失常的分类

心律失常分类繁多。按其发生原理可分为冲动起源异常和冲动传导异常两大类。按起源部位则可分为窦性、房性、房室交界性和室性心律失常，常可归纳为室上性和室性心律失常。按心律失常时心率的快慢可分为快速型和缓慢型心律失常。有些学者还提出按心律失常时血流动力学是否稳定、循环障碍的严重程度及预后，将心律失常分为良性及恶性两大类（见图 4-2）。

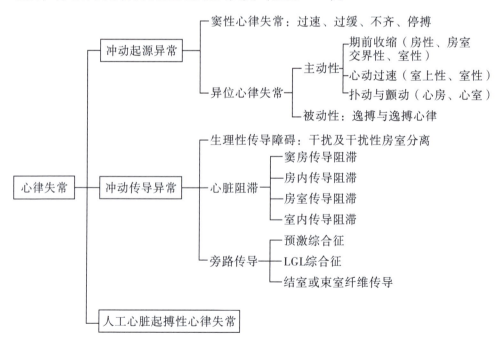

图 4-2 心律失常分类

第二节 快速型心律失常

病例 1 室上性心动过速

患者 15 岁，年轻女性。

主诉：阵发性心悸伴头晕 1 周余。

【分析】青少年女性，阵发性心悸头晕，不存在年龄、高血压、糖尿病等冠心病危险因素，需重点排除肥厚型心肌病、先天性心脏病、动脉炎、心律失常等疾病引起的心悸。在下一步的病史采集和体格检查过程中应围绕上述疾病的诊断与鉴别诊断进一步展开。

一、病史采集

现病史：患者 1 周前无明显诱因出现心悸，自诉为心脏跳动增快，心悸发生时伴头晕，体位改变时较明显，伴少许胸痛，为针刺样。无抽搐、晕厥、黑矇、天旋地转、恶心呕吐等不适。遂于校医室就诊，查心电图示：心动过速，心率最快 158 次/分（未见报告单），休息后上述症状可自行缓解。患者近期无发热、感冒、咳嗽、咳痰等不适。精神、胃纳及睡眠尚可，体重无明显变化。

既往史：患者 2021 年曾于外院诊断"焦虑状态"，予以抗焦虑及改善睡眠等药物治疗。否认高血压、糖尿病、冠心病及其他病史，否认乙肝、结核等其他传染病史。

个人史、家族史、婚育史无特殊。

【病史问诊思路】患者为年轻女性，问诊过程主要对心悸、头晕进行诊断与鉴别诊断。心悸症状注意询问开始时间、发作场景、发作形式（突发或逐渐发生）、频率、持续时间；有无伴发热、头晕、晕厥、抽搐等，有无烟酒、咖啡、浓茶史，有无精神刺激史。头晕的问诊注意与晕厥及黑矇鉴别，着重问诊患者是否有一过性意识丧失，同时应注意鉴别耳源性头晕。注意判别心悸与头晕的先后伴随情况。心悸常见原因见表 4-1。

表 4-1 心悸常见原因

生理性心搏增强	病理性心搏增强	心律失常	功能性疾病
运动 焦虑 酒精、浓茶、咖啡 拟交感活性药物等	器质性心脏病、高血压心脏病、瓣膜病等 全身性疾病（甲亢、贫血、感染、发热、低血糖等）	快速型心律失常（阵发性室上速、室速等） 慢性心律失常（病态窦房结综合征、高度房室传导阻滞等） 其他（各类期前收缩）	心脏官能症 更年期综合征 β-肾上腺素反应亢进综合征

二、体格检查

体温：36.3℃，心率：75 次/分，呼吸：15 次/分，血压：98/56 mmHg。发育正常，营养良好，神志清楚，查体配合。全身皮肤黏膜无黄染及瘀斑，胸前区无异常隆起。律齐，心脏各瓣膜区未闻及异常心音及心脏杂音，未闻及心包摩擦音。双肺呼吸音清，双肺未闻及干湿啰音。腹软，无压痛反跳痛，未触及肿块，双下肢无水肿。体格检查要点如下：

一般情况：心悸伴体重下降——甲状腺激素分泌过多；体位改变——体位性心动过速综合征（POTS）。

视诊：观察瞳孔、口唇——中毒。

触诊：触诊甲状腺和脉搏规律性，通过心尖最强搏动点判断心脏是否增大。

叩诊：叩诊心界，判读心脏大小。

听诊：瓣膜杂音——二尖瓣脱垂收缩中晚期喀喇音、主动脉反流收缩期吹风样杂音。

三、诊疗经过

入院后予完善血常规、生化、凝血及甲功等检验，动态观察心电图及心肌损伤标志物的变化，予抑酸护胃、控制心室率等治疗。体检检查结果如下：

血常规：白细胞：5.9×10^9/L，中性粒细胞占比：59.9%，血红蛋白：136 g/L，血小板：299×10^9 g/L。

心肌损伤标志物：肌酸激酶（CK）：191 U/L↑，肌酸激酶同工酶：13 U/L。

生化检查：肌酐（Cr）：57.6 umol/L，谷丙转氨酶：19 U/L，血钾（K⁺）：4.3 mol/L，尿酸：630 umol/L↑。

甲功及凝血功能正常。

心电图：窦性心动过缓伴不齐（见图4-3）。

心脏彩超：LA：26 mm，LV：43 mm，LVEF：60%，二尖瓣前叶脱垂并 MI（极轻，见图4-4）。胸片：心、肺、膈未见异常（见图4-5）。

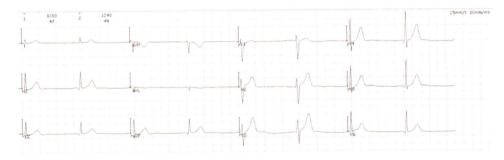

图4-3　患者入院心电图示窦性心动过缓伴不齐

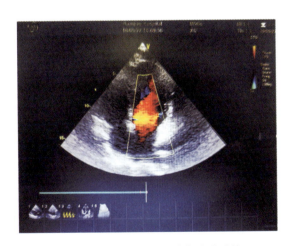

图4-4　心脏彩超示二尖瓣前叶脱垂并 MI

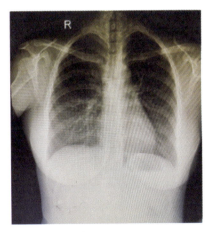

图4-5　患者胸片

四、病例解析

（一）病例特点

患者为青少年女性，1周前无明显诱因出现心悸、头晕，呈阵发性，持续时间短。外院查心电图示：心动过速，心率最快 158 次/分。无发热、胸闷、反酸、烧心、恶心、呕吐、腹痛、腹胀等不适。体格检查未见明显异常。入院后心电图示窦性心动过缓伴不齐。血液学检查指标示心肌损伤标志物升高，D－二聚体正常。心脏彩超示二尖瓣前叶脱垂并 MI（极轻）。

（二）初步诊断与依据

初步诊断：①心律失常，阵发性心动过速？②高尿酸血症。③焦虑状态。

诊断依据：①患者为青少年女性，阵发性心悸伴头晕入院，症状发作无明显诱因。②既往病史有焦虑状态。③外院查心电图示心动过速，心率最快 158 次/分（未见报告），发作呈突发突止。

【分析】根据入院心电图、心肌酶及心脏彩超等检查，予排除急性心肌炎、先心病及心肌病引起的心悸，主要考虑心动过速引起的心悸、头晕。其心动过速考虑阵发性室上速、室速，阵发性房颤、房扑等，因未见发作时心电图报告，需进一步行心内电生理检查。

（三）电生理检查

术中予异丙肾上腺素静滴后予 S1S2S3 刺激可见跳跃征象，跳跃大于 70 ms，并诱发心动过速。结合患者既往心悸频繁发作，发作时自述心率为 150 ~ 160 bpm，呈突发突止，考虑存在慢快型房室结双径路致房室结折返性心动过速（AVNRT），遂行 AVN 改良术。复行电生理检测，并予异丙肾上腺素静滴，未见跳跃征象，未诱发 AVNRT。

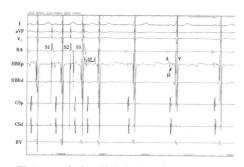 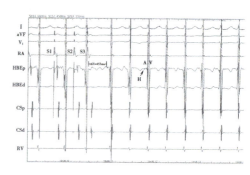

图 4-6　电生理检查中行心房期前刺激（S1S2S3）时，当 S3 从 320 ms 缩短为 310 ms 时，AH 时间跳跃延长 228 ms 并诱发慢快型 AVNRT，A 波和 V 波融合，前方可见希氏束电位，AH 间期明显大于 HA 间期（A 为心房电位；H 为希氏束电位；V 为心室电位）

五、病例贯通与拓展

讨论问题一：窄 QRS 波心动过速心电图的诊断与鉴别诊断

窄 QRS 波心动过速是指 QRS 波时限≤120 ms，频率≥100 bpm 的心动过速，因其 95% 起源于束支分叉以上，也称为室上性心动过速。因大多数阵发性室上性心动过速激动沿房室结—希浦系顺向传导至心室，心室内激动顺序正常，故 QRS 波群时限及形态无明显改变。窄 QRS 波心动过速包括房速（AT）、房扑（AFL）、房颤（AF）、房室结折返性心动过速、房室折返性心动过速（AVRT）等。除此之外，少数分支室速也可以表现为窄 QRS 波心动过速。上述心动过速的鉴别可以遵循以下步骤。

1. 是否为规则性心动过速

第一步判断心电图 RR 间期是否规则，如 RR 间期不相等，需进一步测量是否为倍数关系。如 RR 间期绝对不等考虑为 AF；RR 间期不等但成比例，需考虑为房扑不等比例下传，此外还有局灶性、多源性 AT。

2. P 波与 QRS 波的关系

第二步判断 P 波与 QRS 波之间的关系，有可辨认的 P 波且心房率 > 心室率，考虑房扑或局灶性 AT；心室率 > 心房率考虑高位间隔部交界区心律失常等。判断 RP 间期，RP 间期≤90 ms 考虑典型 AVNRT、局灶性 AT 等；RP 间期 > 90 ms 考虑不典型 AVNRT、AVRT 等。

3. 发作与终止的条件

从发作与终止条件来鉴别，易被室早或心室刺激终止和诱发的有：AVRT、VT、AVNRT；易被房早或心房刺激终止和诱发的有：AT、AVNRT、AF、AVRT。

十二导联心电图对窄 QRS 波的鉴别能力有限，常常需要进行心内电生理检查，通过房室刺激、激动顺序、重整与拖带、RS2 刺激等进一步辨别。

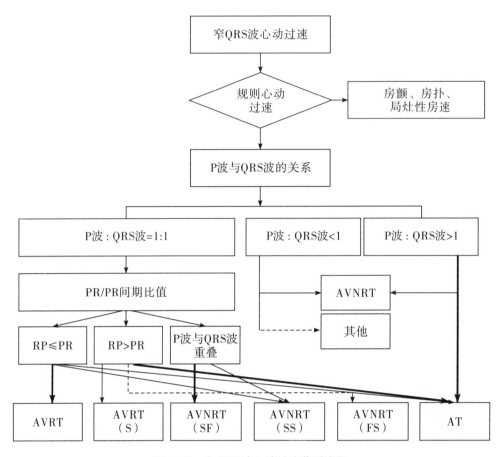

图4-7 窄QRS波心动过速鉴别流程

注：图中连线粗细程度代表概率。

讨论问题二：如遇患者室上速急性发作，如何处理

室上速急性发作主要处理方法包括刺激迷走神经、药物治疗、食管心房调搏和直流电复律等。[①]

1. 刺激迷走神经

在患者心功能、血压正常的情况下可尝试刺激迷走神经，在部分患者中效果较好，具体步骤如下：

---

① BRUGADA J, KATRITSIS D G, ARBELO E, et al. 2019 ESC guidelines for the management of patients with supraventricular tachycardia: the task force for the management of patients with supraventricular tachycardia of the European Society of Cardiology (ESC) [J]. Eur Heart J, 2020, 41 (5): 655-720.

(1) Valsava 动作：深吸气后屏气，再用力做呼气动作，使胸内压增高 30～40 mmHg，维持 10～30 s。

(2) 将面部浸没于冰水内做潜水动作，刺激咽部诱导恶心。

(3) 有经验者可行颈动脉窦按摩（患者取仰卧位，单侧按摩 5～10 s，切忌双侧同时按摩）。

2. 药物治疗

建议首选维拉帕米或普罗帕酮。

(1) 维拉帕米：首剂 5 mg 静脉注射，10 分钟后可再次静脉注射 5 mg。也可用地尔硫䓬，0.25～0.35 mg/kg。合并心功能不全或有预激旁路前传的心动过速者禁用钙通道阻滞剂。

(2) 普罗帕酮：70 mg 稀释后静脉注射（5 分钟），10～20 分钟后无效可重复 1 次。

(3) 腺苷：国际指南中室上性心动过速首选的复律药物，6～12 mg 快速静脉注射，起效迅速。常见不良反应为窦性心动过缓、房室传导阻滞、面部潮红等，因腺苷代谢迅速（半衰期短于 6 秒），不良反应常为一过性。

(4) 洋地黄：去乙酰毛花苷注射液 0.4 mg 稀释后缓慢静脉注射，2 小时后无效可再给 0.2～0.4 mg。本药起效较慢，为伴有心功能不全者首选，不能排除预激综合征者禁用。

上述治疗无效的患者可选用静脉注射胺碘酮。

3. 食管心房调搏

药物复律效果差且有条件者可行食管心房调搏终止心动过速，在食管心房调搏前可记录食管心电图，有助于室上性心动过速机制的诊断。对于药物复律失败，有药物治疗禁忌的患者可用食管心房调搏终止心动过速发作。

4. 直流电复律

当患者出现低血压、休克、血流动力学不稳定状态时应立即同步电复律，药物复律失败者也可选同步电复律，能量单向波 100～200 J，双向波 50～100 J。

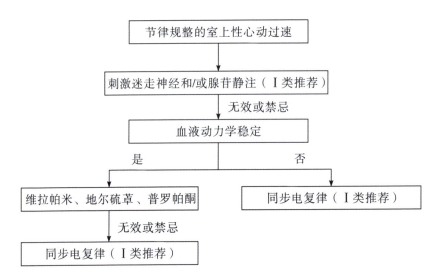

图 4-8 室上速的急诊处理方法

病例 2　频发性室性期前收缩

患者 69 岁，老年女性。

主诉：心悸 1 年余，加重伴胸痛 1 周。

【分析】老年女性，原有心悸症状加重伴有胸痛，应注意鉴别心源性和其他原因导致的心悸加重。在了解患者发病特点、既往病史、有无冠心病高危因素的基础上综合进行诊断与鉴别诊断。

一、病史采集

现病史：患者 1 年前无明显诱因出现心悸症状，伴头晕，无胸闷、胸痛、气促，无恶心、呕吐、纳差等不适，于外院行动态心电图，诊断为"室性早搏"（报告已丢失），予口服药物（具体不详）控制心率。患者服用药物 1 个月后自觉症状好转，自行停药。近 1 周前患者无明显诱因再次出现心悸症状，伴胸骨处隐痛，呈间断性，持续约 5 分钟后可缓解，遂于外院就诊，行动态心电图示：①窦性心律；②偶发房性早搏并短阵房性心动过度；③频发室性早搏并短阵室性心动过速。24 小时室早总数 39525 次，遂来我院进一步治疗。患者自发病以来二便正常，体重无明显变化。

既往史：有甲亢病史十余年，口服药物控制（具体不详），现已停药。否认高血压、冠心病、糖尿病及其他病史，否认传染病史，否认手术及外伤史。

个人史、家族史、婚育史无特殊。

【病史问诊思路】患者在心悸症状的基础上出现胸痛，注意排除冠状动脉狭窄基础上发作快速型心律失常引起的心肌供血不足；根据胸痛伴随特点、个人史、家族史等展开问诊。注意询问室性心律失常的诱因，如感染、劳累、药物、酒精摄入等。询问近期疾病加重的表现，主要为跟过去相比，在发病程度、频率、诱发因素、持续时间、合并症等方面的变化。对于有过就医或服药史的患者，应详细询问治疗情况及效果。需要鉴别甲亢等心脏外原因导致的心悸不适。

二、体格检查

体温：36.3℃，心率：77次/分，呼吸：16次/分，血压：96/59 mmHg，血氧：98%。发育正常，营养良好，神志清楚，查体配合。全身皮肤黏膜无黄染及瘀斑，心前区无异常隆起。心律不齐，可闻及早搏。心脏各瓣膜区未闻及异常心音及心脏杂音，未闻及心包摩擦音。双肺呼吸音清，未闻及明显干湿啰音及哮鸣音，双下肢无明显水肿。

【**体格检查要点**】频发性室性期前收缩患者体格检查重点在心脏听诊，注意听诊基础心率、早搏频率、有无二联律与三联律或短阵室速、心脏各瓣膜有无杂音等。

三、诊疗经过

接诊该患者时，患者心悸症状较前缓解，给予完善血常规、生化、甲功、动态心电图、心脏彩超等检查，给予抗血小板、降血脂、护胃、补钾补液等治疗。检验检查结果如下：

血常规：白细胞：7.2×10^9/L↑，中性粒细胞占比：57.5%↑，血红蛋白：125 g/L，血小板：216.9×10^9 g/L。

心肌损伤标志物：肌钙蛋白 I < 0.01 microg/L，脑钠肽（proBNP）：165 ng/L↑，D-二聚体：240 microg/L。

生化检查：肌酐（Cr）：56 umol/L，谷丙转氨酶（ALT）：29 U/L，血钾（K^+）：4.75 mol/L。

甲功：FT3：4.91 pmol/L，FT4：10.83 pmol/L，TSH：2.6 mIU/L，ANTI-TG：889 IU/ML↑，ANTI-TPO>1051 IU/ML↑。

心脏彩超：LA：35 mm，LV：46 mm，AO：24 mm，RV：21 mm，IVS：9 mm，RA：48×29 mm，LVEF：60%，A/E=1.46，诊断：左右心房增大。心内未见异常血流，左心室舒张功能降低。

胸片：心、肺、膈未见明显异常。

心电图：窦性心律，ST段轻度下移，室性期前收缩二联律。从体表心电图室性早搏形态初步推断室早起源于左心室乳头肌（见图 4-9）。

甲状腺彩超：双侧甲状腺大小正常，其内回声及血流改变考虑甲炎（桥本？）并结节性甲状腺肿可能性大。

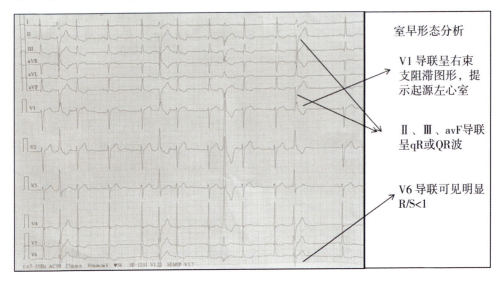

图 4-9　入院心电图：窦性心律，ST 段下移，室性期前收缩二联律

四、病例解析

（一）病例特点

患者为老年女性，反复心悸 1 年余，加重伴胸痛 1 周。近 1 周前患者无明显诱因再次出现心悸症状，伴胸骨处隐痛，呈间断性，持续约 5 分钟后可缓解，遂于外院就诊，行动态心电图示：频发室性早搏并短阵室性心动过速。既往有甲亢病史，心脏听诊可闻及早搏，心脏彩超提示左右心房增大。

（二）初步诊断与依据

初步诊断：①心律失常，频发性室性期前收缩（左心室乳头肌起源？），心功能 I 级；②甲状腺炎？

诊断依据：①老年女性，心悸 1 年余，加重伴胸痛 1 周；②心脏听诊可闻及早搏；③动态心电图示：频发室性早搏并短阵室性心动过速，室早总数 39525 次。从体表心电图室性早搏形态初步推断室早起源于左心室乳头肌。

（三）下一步行心内电生理检查及射频消融术

室性早搏射频消融手术指征，有学者以动态心电图室早负荷达到5%作为标准。国内有些心脏中心以24小时内室早总数超过10000次作为消融适应证。目前尚无导管消融治疗室早的随机对照试验结果。现有的多项研究提示导管消融可以消除74%~100%患者的室早。患者室早总数39525次且心悸症状明显，故有射频消融手术适应证。

手术过程：穿刺股动脉，在三维标测系统指引下行主动脉逆行法将消融导管送入左心室乳头肌处进行三维电解剖建模，于左心室后组乳头肌区域消融导管标测到的室性早搏V波较体表QRS波提前51 ms，起搏标测电极获得的QRS波与体表QRS波形态似。对此区域以功控40~45 W，35~40 ℃进行连续冷盐水消融，累计消融180 s，观察15 min未见室早出现，给予异丙肾上腺素后再观察15 min，未见室性早搏再发，消融术成功。术后复查动态心电图，室早减少至24小时900余次，较前明显好转。

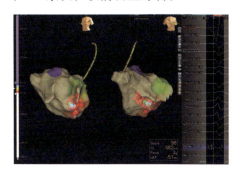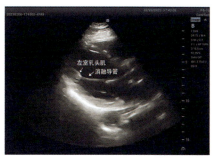

图4-10　室早三位标测靶点图及经胸部彩超显示消融导管与乳头肌位置

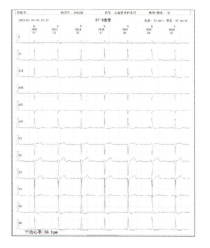

图4-11　消融术后心电图，室性早搏较前明显减少

五、病例贯通与拓展

讨论问题一：室性早搏的病因、发生机制及治疗流程

室性早搏指窦房结冲动尚未抵达心室之前，由心室中的任一部位或室间隔的异位节律点提前发出电冲动引起心室的除极。其可发生于健康人群或确诊心脏疾病及其他疾病的患者中，病因可分为功能性和器质性两大类。功能性室性早搏，亦称特发性室性早搏，见于体检排除器质性心脏病和其他疾病的正常人，常见诱因包括吸烟、饮酒、饮浓茶、饮咖啡、过度疲劳、精神紧张及失眠等，或是无明显诱因。发病可能与自主神经紊乱、交感兴奋、儿茶酚胺分泌过多有关。器质性室性早搏多见于各种心血管疾病和其他疾病，包括冠状动脉粥样硬化性心脏病、高血压心脏病、扩张性心肌病、风湿性心瓣膜病、肺源性心脏病、心肌炎、心力衰竭、甲状腺功能亢进等，急性发病期或是恢复期均有可能发生。先天性心脏病（如法洛四联症）的室性早搏多与缺损处病变及外科修补术后遗留疤痕有关。电解质酸碱平衡紊乱及药物因素也可引起室性早搏，如低钾、低钙、酸中毒或是过量服用洋地黄、奎尼丁等引起心肌中毒，诱发室性早搏。

室性早搏的发生机制主要包括心室内异位起搏点自律性的增高、折返激动和触发活动，此外，边界电流、魏登斯基作用也是诱发室性早搏的原因。

室性早搏的评估包括是否合并结构性心脏病、室早负荷情况及心功能改变情况。治疗包括药物治疗及导管射频消融术（见图4-12）。①②

---

① ZEPPENFELD K, TFELT-HANSEN J, DE RIVA M, et al. 2022 ESC guidelines for the management of patients with ventricular arrhythmias and the prevention of sudden cardiac death [J]. Eur Heart J, 2022, 43 (40): 3997-4126.

② 曹克将，陈柯萍，陈明龙，等. 2020 室性心律失常中国专家共识（2016 共识升级版）[J]. 中国心脏起搏与心电生理杂志, 2020, 34 (3): 189-253.

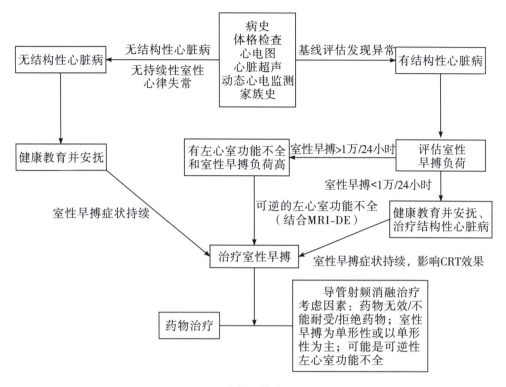

图 4-12　室性早搏诊断治疗流程

讨论问题二：室性早搏与心肌病

多项研究认为频发性室性早搏与潜在的可逆性心肌病相关，并提出室性早搏性心肌病这一概念。由持续、频繁发作的室性早搏引起患者心脏扩大和心功能下降，室性早搏根除后心功能改善，扩大的心脏逆转恢复正常，排除其他原因与其他类型的心肌病，可诊断为室性早搏性心肌病。[1]

室性早搏性心肌病的发病机制尚不清楚，存在多方面假说：①左右心室不同步收缩：室性早搏时左右心室不同步收缩是导致心功能障碍的一个重要因素，而这种左右心室收缩不同步，与长期右心室起搏导致心功能下降有相似之处，故这种不同步收缩也可能是起搏器所致心肌病，而此时这种不同步收缩会导致心脏有效泵血量减少，心功能下降。②代偿间歇：室性早搏后的长代偿间歇可进一步增加心室容量负荷，导致心功能下降。③房室逆传：当心室逆传心房，逆向快速交替收缩会增加心房负荷。④离子改变：室性早搏发生时心室瞬间的电激动变化可

---

[1] 卢聪，王倩．致心律失常右室心肌病的诊治进展［J］．临床内科杂志，2023，40（3）：207-209．

能影响细胞内 Ca^{2+} 和细胞膜离子流，导致 Ca^+ 异常，血流动力学及心肌和心外膜血管自律性改变。

频发性室性早搏与左心室功能密切相关。室性早搏消除后，患者的左心室射血分数改善、左心功能恢复，进一步证实了频发性室性早搏与左心功能障碍之间存在因果关系。然而，为什么频发性室性早搏会导致心肌病？消除室性早搏与恢复心功能之间的介质是什么？其通过什么途径促使心功能恢复？这些具体机制尚处于探索阶段。

病例 3　心房颤动

患者 68 岁，老年女性。

主诉：间断心慌 1 年，加重 1 个月。

【分析】老年女性，慢性病程急性加重，反复心慌需考虑心律失常反复发作可能，注意排除是否存在心脏结构病变。在下一步的问诊中应着重明确心律失常类型，判断病因是否为心源性，或为其他疾病、药物等引起的。

一、病史采集

现病史：患者诉 1 年前出现间断心慌，以餐前为著，伴乏力胸闷气促，偶伴头晕头痛，偶伴大汗淋漓，不伴胸痛，不伴咳嗽咳痰，用餐后稍缓解，当时未作诊治。近一月心慌频率较前增加，性质同前。遂至我院门诊就诊，动态心电图提示：阵发性心房颤动。自起病以来，患者无咳嗽咳痰，无发热寒战，无腹痛腹泻，精神、睡眠、食欲可，二便正常，近期体重无明显改变。

既往史：既往有右膝关节手术史 30 年，具体不详。两年前曾因脑梗死在我院住院治疗，未规律服用抗凝药物。否认高血压、糖尿病病史。

个人史、家族史、婚育史无特殊。

【病史问诊思路】房颤是最常见的快速型心律失常之一，发生率随着年龄的增加而增高。老年人发病率可达 5% 以上，除了年龄以外，导致房颤发作的因素包括甲状腺功能亢进、高血压、二尖瓣瓣膜病、肥厚型心肌病等。在决定房颤治疗方案之前必须先了解是否存在可以去除或治愈的病因。①

---

① 胡志成，蒋超，郑黎晖，等. 2019 年中国心房颤动医疗质量控制报告［J］. 中国循环杂志，2020，35（5）：427-437.

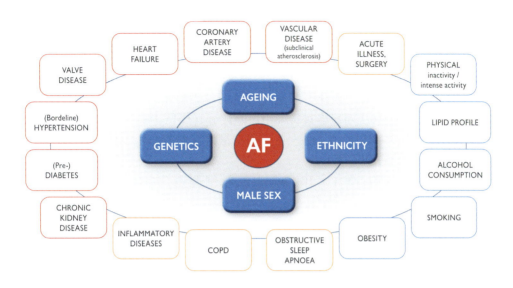

图 4-13 房颤常见病因

二、体格检查

体温：36.2 ℃，心率：108 次/分，呼吸：16 次/分，血压：117/74 mmHg。发育正常，营养良好，神志清楚，查体配合。全身皮肤黏膜无黄染及瘀斑，脉搏短绌，心前区无异常隆起，律不齐，第一心音绝对不等，心脏各瓣膜区未闻及异常心音及心脏杂音，未闻及心包摩擦音。双肺呼吸音粗，双肺未闻及干湿啰音，双下肢无水肿。

【体格检查要点】房颤查体主要关注心脏查体及相关病因、并发症的查体。

（1）心率/心律：第一心音是否相等，心率与脉率是否一致。

（2）甲状腺：触诊甲状腺，房颤病因甲亢常合并甲状腺肿大。

（3）心肺体格检查：观察有无合并心力衰竭，如颈静脉有无充盈；叩诊心界，判断心脏大小，听诊双肺有无干湿啰音。

（4）心脏听诊：第一心音是否强弱不等，各瓣膜区有无异常心音及心脏杂音。如出现瓣膜杂音，需考虑有无心脏瓣膜病、缺血性心肌病等导致瓣膜病变、心脏结构变化。

（5）检查四肢肌力情况：排除合并脑栓塞。

三、诊疗经过

患者入院后首先对房颤进行分型，明确为阵发性房颤/持续性房颤/永久性房颤，完善血常规、甲功、生化、凝血、心电图、心脏彩超、颈动脉彩超、头颅 CT 等检查，并结合病史对患者进行卒中风险评分（$CHA_2DS_2 - VASc$ 评分）及出血风险评分（HAS - BLED 评分）。在明确房颤病因的基础上，进一步制订房颤治疗方案。检验检查结果如下：

血常规：白细胞：5.4×10^9/L，中性粒细胞占比：66.6%，血红蛋白：152 g/L，血小板：193×10^9/L。

心肌损伤标志物：肌钙蛋白 I＜0.01 microg/L，脑钠肽（proBNP）：123 ng/L↑，D - 二聚体：227 microg/L。

生化检查：肌酐（Cr）：63 umol/L，谷丙转氨酶：19 U/L，血钾（K^+）：4.13 mol/L。

血脂检查：LDLC：2.11 mmol/L。

心脏彩超：LA：37 mm，LV：49 mm，AO：36 mm，RV：23 mm，IVS：11 mm，RA：64×57 mm，LVEF：60%，A/E：呈单峰，诊断：左右心房增大，主动脉窦部增宽。MI（极轻）、TI（中）、PH（中）（见图 4 - 14）。

胸片：心、肺、膈未见明显异常。

颈部血管超声：双侧颈动脉粥样硬化并双侧颈膨大处斑块形成，双侧椎动脉未见异常。

头颅 MR + MRA：左侧额叶深部脑梗死灶大致同前，右侧额叶病灶，FLAIR 中央信号较前减低，考虑软化灶形成并周围胶质增生（见图 4 - 14）。

动态心电图：阵发性心房颤动，停搏最长 3.83 秒，偶发房早、室早，继发性 ST 段改变（见图 4 - 15）。

常规心电图：心房颤动（见图 4 - 16）。

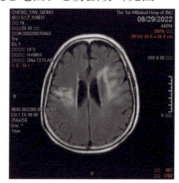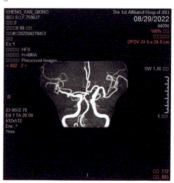

图 4 - 14　头颅 MR + MRA

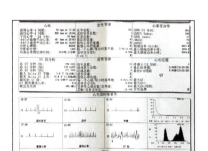
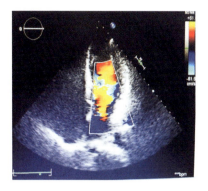

图 4-15　患者心脏彩超

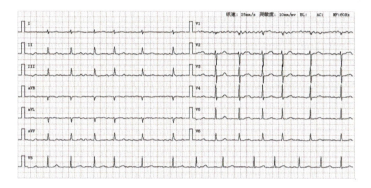

图 4-16　十二导联心电图提示心房颤动

四、病例解析

（一）病例特点

患者为老年女性，慢性病程近期加重。近 1 个月心慌频率增加，性质同前。复查动态心电图提示：窦性心律；阵发性心房颤动。十二导联心电图提示：患者本次病因为房颤再发。患者无咳嗽咳痰，无发热寒战，无腹痛腹泻，精神、睡眠可。查体脉搏短绌和第一心音绝对不等。既往有脑梗死病史。

（二）初步诊断与依据

初步诊断：①心律失常，阵发性心房颤动伴长 RR 间期，心功能 I 级；②陈旧性脑梗死；③双侧颈动脉硬化。

诊断依据：①患者老年女性，以间断心慌 1 年，加重 1 个月入院。②体格检查：心前区无异常隆起，律不齐，脉搏短绌、第一心音绝对不等，心脏各瓣膜区未闻及心脏杂音。③辅助检查：动态心电图提示：窦性心律 + 异位心律；阵发性心房颤动；停搏最长3.83秒；偶发房早、室早；继发性ST段改变。颈动脉彩超提示：双侧颈动脉硬化。④既往脑梗死病史。

（三）下一步的处理措施

该患者本次心慌病因考虑为阵发性房颤再发，目前检查结果排除甲亢、电解质紊乱等房颤病因。下一步首先行 CHA_2DS_2 – VASc 评分和 HAS – BLED 评分，评估患者卒中及出血风险。该患者为高卒中风险，应该立即给予抗凝治疗（利伐沙班 15 mg/qd/po）。

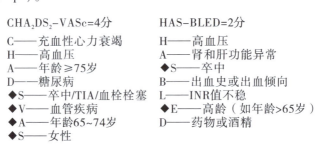

CHA_2DS_2-VASc=4分　　　　HAS-BLED=2分
C——充血性心力衰竭　　　H——高血压
H——高血压　　　　　　　A——肾和肝功能异常
A——年龄≥75岁　　　　　◆S——卒中
D——糖尿病　　　　　　　B——出血史或出血倾向
◆S——卒中/TIA/血栓栓塞　L——INR值不稳
◆V——血管疾病　　　　　◆E——高龄（如年龄>65岁）
◆A——年龄65~74岁　　　 D——药物或酒精
◆S——女性

图4-17　房颤卒中及出血评分

患者为阵发性房颤，心慌症状明显，病史1年左右，心脏彩超提示左心房稍增大（LA：37 mm）、心脏功能未见明显改变。除了抗凝治疗预防再发脑卒中外，早期行导管射频消融治疗使患者维持窦性节律，也能够进一步改善患者症状及预后。为了进一步治疗及明确房颤病因（冠心病），予进一步行心内电生理检查+射频消融术+冠状动脉造影术。

手术过程：在ENSITE指导下Lasso电极建立LA-PV模型，Smart-touch压力导管冷盐水模式30~40 W，35~40 ℃先后分别对右侧及左侧PV进行电隔离，直至双侧肺静脉电位消失，术毕验证，双向阻滞。行左心房基质检查未见明显低电压区。接着行冠状动脉造影术，予5FTIG管至冠状动脉口行冠状动脉造影提示：左冠状动脉优势型，LM（-），LAD中段斑块形成，前向血流TIMI3级；LCX未见狭窄，前向血流TIMI3级；RCA未见明显狭窄，前向血流TIMI3级。

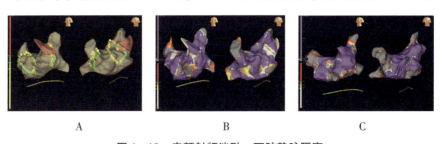

A　　　　　　　　　　B　　　　　　　　　　C

图4-18　房颤射频消融：环肺静脉隔离

（图A：术中双侧肺静脉隔离，图B：术前心房基质标测，图C：术后心房基质标测）

五、病例贯通与拓展

讨论问题一：房颤患者综合诊疗管理

(一) 房颤患者诊疗综合管理 CC To ABC

1. 确诊 + 个体化评估（CC）

（1）确诊房颤（Confirm AF）。标准的十二导联心电图记录或≥30 秒单导联心电图记录。

（2）结构化个体评估房颤患者（Characterise AF）。即 4S-AF 方案，包括卒中风险（Stroke Risk）、症状严重性（Symptom Severity）、AF 负荷（Severity of AF Burden）、AF 基质严重性（Substrate Severity）。指南指出对于所有房颤患者都要考虑结构化表征，如卒中风险、症状严重性、AF 负荷、亚型评估（4S-AF 方案），从而简化对不同医疗水平下房颤患者的评估，告知患者治疗决策，推动房颤患者最优管理。①

2. ABC 管理路径

（1）"A"——抗凝/避免卒中（Anticoagulation/Avoid Stroke）。房颤患者口服抗凝治疗分三步走。

①识别低卒中风险患者（CHA_2DS_2-VASc：男性 0 分，女性 1 分）；

②对于 CHA_2DS_2-VASc≥1 分（男性）或≥2 分（女性）的患者考虑预防卒中，做 HAS-BLED 出血风险评估，考虑是否用药；

③启动 NOAC 抗凝治疗，推荐 NOAC 作为首选抗凝药物，对于接受 VKA 治疗的房颤患者，若 INR 达标情况不佳，推荐更换为 NOAC。

（2）"B"——更好的症状管理（Better Symptom Management）。

①评估症状、生活质量（QOL）和患者偏好；

②理想的心率控制；

③考虑节律控制策略（电复律/药物复律/消融）。

（3）"C"——心血管和共病的优化（Cardiovascular and Comorbidity Optimization）。

①识别合并症与心血管危险因素；

---

① CHEUNG C C, NATTEL S, MACLE L, et al. Management of atrial fibrillation in 2021: an updated comparison of the current CCS/CHRS, ESC, and AHA/ACC/HRS guidelines [J]. Can J Cardiol, 2021, 37 (10): 1607-1618.

②生活方式改变（减重、规律的运动、减少饮酒量等）。

该路径简化了不同医疗水平和不同专业间房颤患者的综合护理。与常规护理相比，ABC 路径管理已被证实能够显著降低全因死亡/卒中/大出血/心血管死亡风险，降低心血管事件发生率及健康相关费用。

讨论问题二：房颤的病因和发病机制

房颤的病因以高血压性心脏病、冠心病和风湿性心脏病为主要发病原因。房颤还多见于甲状腺功能亢进、甲状腺功能减退症、缩窄性心包炎、病态窦房结综合症、心肌病（如扩张性心肌病、酒精性心肌病）、心肌炎、肺心病、先天性心脏病、心脏外科手术术后等。某些房颤患者找不到明确病因，称这类房颤为特发性房颤或孤立性房颤。①

形成房颤的电生理机制：需触发和维持机制。

触发机制：在部分房颤患者，特别是阵发性房颤患者中，肺静脉等异位兴奋灶发放的快速冲动可以导致房颤的发生。大量的基础和临床研究论证了入心大静脉（包括肺静脉、腔静脉、冠状静脉、Marshall 韧带等）在房颤触发机制中的作用，发现入心大静脉肌袖内具有异常自律性细胞，在某些特定情况下，可自发产生快速电活动导致房颤的发生，奠定了用肺静脉前庭电隔离治疗房颤的理论基础。

维持机制：房颤的维持机制目前尚未完全阐明，已有多个理论假说，主要包括：①多发子波折返：房颤时心房内存在多个折返形成的子波，相互间不停碰撞、湮灭、融合，新的子波不断形成。②局灶激动：常见于肺静脉前庭，高频冲动向心房呈放射状传导，但因周围组织传导不均一性和各相异性，或遇各种功能或解剖障碍而碎裂为更多的子波，从而产生颤动样传导。③转子样激动学说：体表标测系统和心内球囊电极标测提示，房颤发生和维持可能与转子样激动相关，可表现为局灶性或折返性激动；随病程迁延，转子可逐渐增多。提示改良转子可以提高手术效果，是否如此需深化研究。

---

① HINDRICKS G, POTPARA T, DAGRES N, et al. 2020 ESC guidelines for the diagnosis and management of atrial fibrillation developed in collaboration with the European Association for Cardio-Thoracic Surgery（EACTS）：the task force for the diagnosis and management of atrial fibrillation of the European Society of Cardiology（ESC）developed with the special contribution of the European Heart Rhythm Association（EHRA）of the ESC［J］. Eur Heart J, 2021, 42（5）：373–498.

病例 4　预激综合征（房室折返性心动过速）

患者 56 岁，老年女性。
主诉：反复心悸 3 个月余。
【分析】中老年女性，心悸 3 个月余。常见引起心悸的心律失常疾病包括：窦性心动过速、快速性心房纤颤、心房扑动、室上性心动过速。在下一步的病史采集和体格检查过程中应围绕上述疾病的诊断与鉴别诊断进一步展开。

一、病史采集

现病史：患者 3 个月前无明显诱因情况下出现心悸，自感心跳增快，夜间明显，持续时间约 10 分钟，可自行缓解。伴有气促、运动耐量降低，爬 3 层楼需停下休息。无胸痛、胸闷、头晕、黑矇等，无发热、咳嗽、咳痰、腹痛、腹泻等。曾在外院就诊行常规心电图检查为预激综合征，现为求进一步诊治，收入我院。患者自发病以来，精神、胃纳可，二便正常，体重无明显改变。

既往史：患者既往有低血压病史，最低血压 80/60 mmHg，未服药控制。否认糖尿病病史，否认消化性溃疡、青光眼病史。有乙肝"小三阳"病史 30 余年，甲亢病史 30 余年，已手术治疗，具体术式不详，术后甲状腺功能恢复正常。

个人史、家族史、婚育史无特殊。

【病史问诊思路】心悸的问诊应着重询问：心悸发作的诱因、部位、性质、持续时间、缓解方式、伴随症状等。根据心悸发作的特点及伴随症状等进行诊断、鉴别诊断。与心血管系统有关的心悸症状常于活动后加重，或无明显诱因，休息后或突然缓解。还需要与低血糖、甲亢、焦虑状态等心血管外疾病鉴别。

1. 针对心悸的特点问诊
(1) 诱因或前驱症状：有无剧烈运动、情绪变化、特殊饮食等。
(2) 心悸发作的方式：患慢性疾病时多伴有逐渐发生的心悸，经常与病情反复或活动有关；但折返性心动过速多表现为突发突止，有时与体位相关。
(3) 心悸发生的时间：某些心律失常如特发性室性期前收缩，发作与交感神经兴奋有关，如运动时期前收缩增多。心力衰竭患者多在夜间发作心悸。空腹或餐前发作心悸的患者，尤其是服用降糖药的糖尿病患者，如伴有出汗、饥饿感等交感神经兴奋症状，应考虑低血糖反应的可能。哮喘患者伴发心悸，可能由于不适当地应用大剂量的 β 受体激动剂。心脏神经症的心悸多在静息状态发作。
(4) 心悸的性质：应询问患者心悸发作时自觉心跳快慢的情况，患者描述心跳不齐，提示期前收缩或心房颤动，"间歇感"可能是缓慢型心律失常或期前收缩。在心房颤动、心房扑动和房性心动过速情况下的脉率有时不能反映心室率，脉率取决于心房激动下传心室的比例，这时心率大于脉率。

(5) 心悸的持续时间：持续性的心悸在全身疾病状态下更多见。频发的期前收缩和持续时间长的心房颤动，心悸症状也多持续不缓解。阵发性心房颤动可自行终止，持续时间一般可达数十小时。阵发性室上性心动过速患者心悸持续时间一般较短，可仅持续数分钟，也有持续数小时者。

(6) 伴随症状：伴黑矇、晕厥多见于室性心律失常、高度房室传导阻滞。伴有胸痛时常见于冠心病。

(7) 加重诱因和缓解方式：感染、发热、贫血、运动或情绪激动可诱发或加重心悸。全身疾病衰竭和虚弱状态，可使心悸持续不缓解。低血糖导致的心悸在患者进食后缓解。阵发性室上性心动过速可通过深呼吸、诱发恶心等方式终止。

2. 相关鉴别诊断的问诊

(1) 伴有心脏病：与劳累有关的胸闷或胸痛，应注意心力衰竭和心绞痛；有无心脏杂音可以鉴别是否为心脏瓣膜病患者。

(2) 伴有头晕、耳鸣：应注意有无高血压。

(3) 伴有多汗、怕热、消瘦、易怒、手抖、腹泻等，见于甲状腺功能亢进症。

(4) 神经系统兴奋性增高：见于运动、情绪激动、饮用刺激性饮品等；也见于服用某些药物、毒品等。

(5) 伴皮肤黏膜苍白、贫血：见于急性失血、慢性消耗性疾病。

(6) 伴有气短、胸闷、烦躁、疲乏、失眠以及焦虑等：见于心脏神经症。

二、体格检查

体温：36.6 ℃，心率：78 次/分，呼吸：19 次/分，血压：126/80 mmHg，血氧：98%。发育正常，营养中等，表情痛苦，神志清楚，查体配合。全身皮肤黏膜无黄染及瘀斑，胸前区无异常隆起。律齐，心音正常，无增强或减弱，无心音分裂，A2 = P2，无额外心音，心前区各瓣膜听诊区未闻及杂音，未闻及心包摩擦音。双肺呼吸音清晰，未闻及异常支气管呼吸音及干湿啰音。无胸膜摩擦音。腹软，未触及肿块，双下肢无水肿。

【体格检查要点】预激综合征未发作心动过速时常无特殊症状、体征。心动过速发作时可有心率快、血压变化等。

三、诊疗经过

接诊后完成十八导联心电图检查。心电图检查提示：窦性心律，WPW 综合征，给予完善生化、甲状腺功能、心脏彩超、心肌损伤标志物等检查。检验检查结果如下：

血常规：白细胞：4.8×10^9/L，中性粒细胞占比：66.6%，血红蛋白：111 g/L，血小板：164×10^9 g/L。

心肌损伤标志物：肌钙蛋白 I＜0.01 microg/L，脑钠肽（proBNP）：47 ng/L，D-二聚体：227 microg/L↑。

甲状腺功能：FT3：3.61 pmol/L，FT4：7.36 pmol/L，TSH：3.8 mIU/L。

生化检查：肌酐（Cr）：83 umol/L，谷丙转氨酶：349 U/L，血钾（K^+）：4.25 mmol/L。

心脏彩超：AI（轻）、MI（轻）、TI（轻），左心室舒张功能降低。

心血管颈动脉（颈总 A + 颈内、外动脉 + 椎动脉）彩超：双侧颈总动脉粥样硬化并左侧斑块形成，右侧椎动脉走行变异。

常规心电图：B 型预激综合症（见图 4-19）。

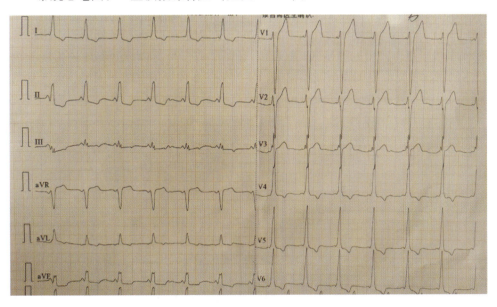

图 4-19 常规心电图提示 B 型预激综合症

四、病例解析

（一）病例特点

患者为老年女性，因反复心悸3个月余入院，患者自诉反复发作心悸不适。体格检查未见明显异常。入院后心电图提示：B型预激综合症。心脏彩超提示：AI（轻）、MI（轻）、TI（轻），左心室舒张功能降低。

（二）初步诊断与依据

初步诊断：心律失常，B型预激综合症，心功能Ⅰ级。

诊断依据：①患者老年女性，反复心悸发作入院；②既往甲亢病史，甲状腺功能检查结果未见异常；③入院后心电图提示：B型预激综合症。

（三）下一步治疗方案

该患者心电图提示B型预激综合症并反复发作心悸不适。下一步行心内电生理检查诱发心动过速，术中标测房室融合波及旁路位置，行射频消融术治疗。

术中心内电生理检查结果为：心室S1S2程序刺激时诱发心动过速（频率180 bpm），心动过速发作时在右心房游离壁三尖瓣环11点方向标测到心室起搏时A波最早点，并可见明显AV融合波（见图4-20），以该处偏向三尖瓣处为靶点消融后可见心电图预激波型消失，转为窦性心律经房室结下传至心室（见图4-21），术后诊断为房室折返性心动过速（右侧旁路）。

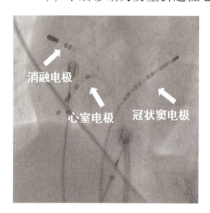 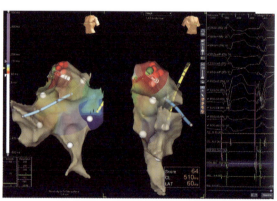

图4-20 术中标测到逆传最早消融靶点位置（二维影像及靶点图）

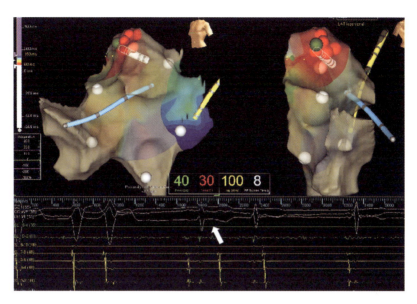

图 4-21　术中靶点位置消融后心电图转为正常窦性心律经房室结下传

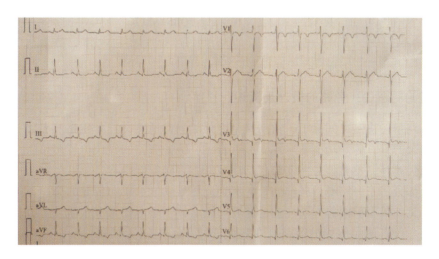

图 4-22　术后正常窦性节律心电图

五、病例贯通与拓展

讨论问题一：预激综合征心电图的典型表现及机制

预激综合征心电图典型表现主要为以下几点：

（1）P-R 间期缩短：由于房室间传导走旁道而速度较正常房室传导快，因此 P－R 间期≤0.12 s。

（2）可见预激波（即 delta 波或 δ 波）：QRS 波群起始部出现顿挫，类似希腊字母 δ。这是由于由旁道而来的激动进入心室后，首先激动的是心室肌，而不是心室内传导系统（希氏束—浦肯野纤维系统），心室内肌束传导使 QRS 波群起始部明显顿挫。

（3）QRS 增宽：由于旁道影响使心室除极时间提前，但正常心室肌除极的结束时间不变，使心室除极的全过程时间延长，通常≥0.12 s。

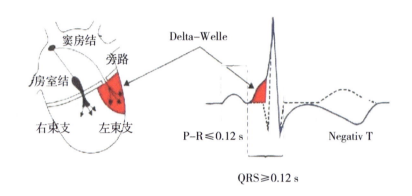

图 4－23　预激综合征心电图特点和机制

讨论问题二：旁路的概念及概述

旁路是指房室之间除了正常房室结之外的异常通路，其本质是胚胎发育时未完全闭合的具有传导功能的房室瓣肌性纤维。因此旁路的经典位置多位于三尖瓣环和二尖瓣环，不典型旁路还可包括房束纤维、结室纤维等。

大部分房室旁路都具有前向传导和逆向传导功能，单向传导的旁路以逆向传导为多见。具有前向传导功能的旁路在窦性心律下心电图常有预激波形，称为显性旁路。仅有逆向传导的旁路，在窦性心律下心电图无预激波形，称为隐性旁路。不同的房室旁道可产生不同位置的 δ 波，因此可以根据心电图表现初步推测旁道的位置。

A 型预激：V1：δ 波向上，为正向波，QRS 波群呈 R 波优势型。V2～V6：δ 波向上，QRS 波群均为 R 波优势型。A 型预激预测 Kent 旁道位于左心房与左心室之间，偏向后基底部（见图 4－24）。

B 型预激：V1：δ 波向下，为负向波，QRS 波群呈 S 波优势型。V4～V6：δ 波向上，QRS 波群为 R 波优势型。B 型预激预测 Kent 旁道位于右心房与右心室之间（见图 4－25）。

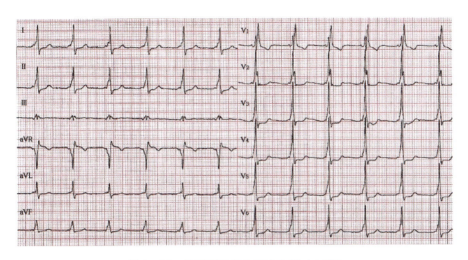

图4-24 典型预激综合征心电图（A型）

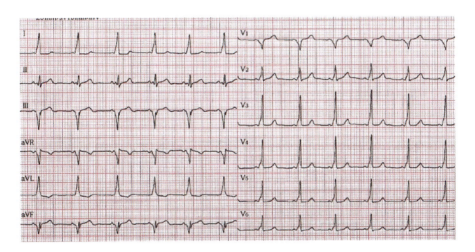

图4-25 典型预激综合征心电图（B型）

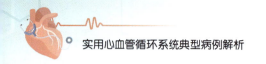

第三节 缓慢型心律失常

病例5　病态窦房结综合症

患者79岁，老年男性。

主诉：反复胸闷气促3年余，加重伴黑朦5天。

【分析】老年男性，反复胸闷气促，加重伴黑朦5天。胸闷气促基础上出现黑朦，在下一步的病史采集和体格检查过程中应着重询问黑朦的诱发因素、频率及缓解方式等。

一、病史采集

现病史：3年前患者无明显诱因下出现胸闷气促，多于活动后加重，休息后可缓解，不伴咳嗽、咳痰、头晕、晕厥等，未给予进一步治疗。5天前感冒后出现胸闷，呈阵发性，伴气促、干咳，活动后症状明显加重，休息后可缓解。患者自诉本次感冒后出现眼前发黑，站立时症状明显，坐下休息后可好转。与饮食、活动、体位变化等关系不明显。无伴四肢麻木、胸痛、大汗淋漓。外院心电图提示完全性右束支阻滞，未予重视。患者症状不能缓解，遂至我院急诊就诊，考虑"心力衰竭"收入我科。患者自发病以来体重无明显变化，大小便正常。

既往史：否认高血压、糖尿病、冠心病病史，否认结核病等传染病史，否认家族性遗传病史。

个人史、家族史、婚育史无特殊。

【病史问诊思路】患者反复胸闷气促，本次感冒后症状加重，伴黑朦。应对既往胸闷、气促症状进行问诊，鉴别心血管系统、呼吸系统及内分泌系统疾病。本次感冒后症状加重，伴明显黑朦。提示原有疾病加重，应进一步与神经系统疾病进行鉴别诊断。

二、体格检查

体温：36.3℃，心率：38 次/分，呼吸：19 次/分，血压：118/72 mmHg，血氧：98%。发育正常，营养中等，表情如常，神志清楚，对答切题，查体配合。双侧瞳孔等大瞪圆，对光反射灵敏。全身皮肤黏膜无黄染及瘀斑，胸前区无异常隆起。心律齐，心音低钝，无增强或减弱，无心音分裂，A2 = P2，无额外心音，心前区各瓣膜听诊区未闻及杂音，未闻及心包摩擦音。双肺呼吸音清，未闻及异常支气管呼吸音及干湿啰音。无胸膜摩擦音。腹软，未触及肿块，双下肢无水肿。四肢肌力、肌张力正常，生理反射存在，病理反射未引出。

【体格检查要点】患者胸闷气促加重伴黑朦入院，在一般情况、心肺体格检查基础上应注重神经系统体格检查。

三、诊疗经过

患者体格检查提示心动过缓，入院后需进一步完善心脏彩超、心电图、甲状腺功能、头颅 CT 等检查，进一步进行诊断与鉴别诊断。检验检查结果如下：

血常规：白细胞：8.46×10^9/L，中性粒细胞占比：56.6%，血红蛋白：99.6 g/L，血小板：164×10^9 g/L，红细胞压积：22.67%，红细胞体积：75.26 fL，PLT：367.20×10^9/L。

血脂谱：TC：2.21 mmol/L，TG：1.14 mmol/L，LDL – C：1.27 mmol/L。

心肌损伤标志物：肌钙蛋白 I < 0.01 microg/L，脑钠肽（proBNP）：47 ng/L，D – 二聚体：227 microg/L↑。

甲状腺功能：FT3：3.61 pmol/L，FT4：7.36 pmol/L，TSH：3.8 mIU/L。

生化检查：肌酐（Cr）：70.9 umol/L，谷丙转氨酶：44 U/L，血钾（K^+）：4.25 mmol/L，谷草转氨酶（AST）：28 U/L，HbA1C：4.6%，尿酸：529.1 umol/L。

常规心电图：窦性心律、三度房室传导阻滞、电轴右偏、T 波改变（见图 4 – 26）。

胸部 CT：右肺上叶磨玻璃结节未见明显强化，大小 1.3×1.1 cm，双侧肺少许间质性改变（见图 4 – 27）。

心脏彩超检查：LA：41 mm，LV：48 mm，LVEF：62%，观察室壁运动未见异常。MI（轻），TI（中）（见图 4 – 28）。

头颅 MR + MRA：脑白质疏松症、脑萎缩、脑动脉硬化。

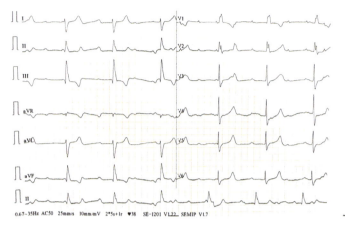

图4-26 常规心电图提示三度房室传导阻滞

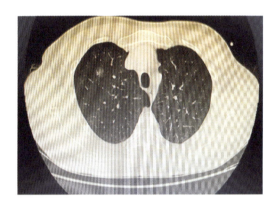

图4-27 胸部CT影像

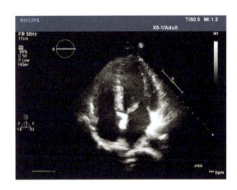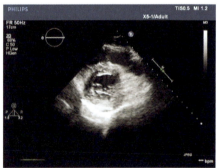

图4-28 心脏彩超可见左心房增大,室壁运动尚可

病情变化:患者住院期间症状缓解不明显,入院后第三天下午,患者诉头晕不适,心电监护示:三度房室传导阻滞伴长窦性停搏,最长7秒(见图4-29)。立即给予阿托品静推、异丙肾上腺素静滴维持心率,急诊于导管室行冠状动脉造

影检查+临时起搏器植入术。冠状动脉造影：左冠状动脉优势型，LM（-），LAD 中段斑块，前向血流 TIMI3 级；LCX 未见狭窄，前向血流 TIMI3 级；RCA 中段斑块，前向血流 TIMI3 级；右心室植入临时起搏器电极，起搏信号良好，以 50 bpm 起搏心率备（见图 4-30）。

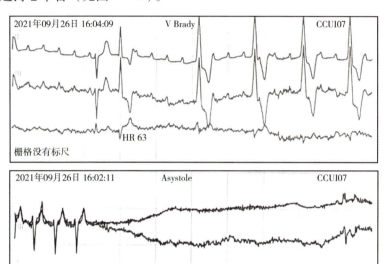

图 4-29 住院期间病情变化出现长 RR 间期

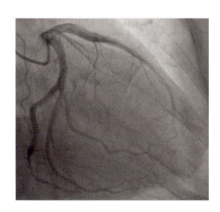
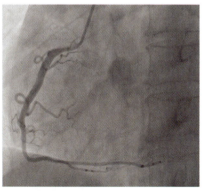

图 4-30 冠状动脉造影示冠状动脉硬化

四、病例解析

(一) 病例特点

该患者为老年男性,反复胸闷气促,加重伴黑矇入院。体格检查提示心率偏慢,心音低钝。心脏彩超提示心脏功能尚可,甲状腺功能、生化等检查均未见明显异常。冠状动脉造影提示冠状动脉血管未见明显异常。患者入院后心电图、心电监护均示:三度房室传导阻滞、窦性停搏(最长7秒)。

(二) 初步诊断与依据

初步诊断:①病态窦房结综合征,三度房室传导阻滞,窦性停搏,心功能Ⅰ级;②冠状动脉粥样硬化;③轻度贫血。

诊断依据:①患者老年男性,反复胸闷、气促伴黑矇入院,考虑黑矇为心动过缓时脑供血不足所致;②体格检查提示心音低钝,心率偏慢;③心电图、心电监护均示:三度房室传导阻滞、窦性停搏(最长7秒)。冠状动脉造影、头颅MR、甲状腺功能检查排除其他疾病导致的心动过缓及黑矇。

(三) 下一步治疗方案

该患者被诊断为病态窦房结综合征,有永久起搏器植入指征。遂给予患者双腔永久起搏器植入,心房电极植入右心耳,心室电极植入右心室间隔部,术后患者伤口恢复良好(见图4-31)。

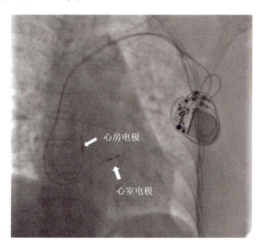

图4-31 起搏器植入术后电极位置良好

五、病例贯通与拓展

讨论问题一：快慢综合征与慢快综合征的鉴别

1. 快慢综合征定义及治疗原则

快慢综合征定义为原发性快速型心律失常和继发性窦房结功能障碍。具体表现在平素心率和心电图均为正常，伴快速房性心律失常（阵发房颤、阵发房速等）时有心悸，突然中止后在恢复窦性心律之前可有窦性停搏或明显窦缓（见图 4-32）。快速型心律失常为主动性。

由"快"引起"慢"，因此，治"快"是关键。相关治疗包括导管消融、导管消融+起搏器。阵发性房颤患者首选导管消融，总成功率大于 90%，目前已成为主要治疗手段。消融成功后大多数患者无须植入起搏器。但对于极少数消融后仍有症状性缓慢型心律失常者，应评估是否存在窦房结功能障碍，或房颤复发不愿再次消融者可行起搏器植入治疗。

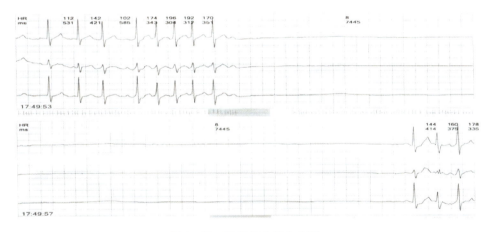

图 4-32 快慢综合征心电图

2. 慢快综合征定义及治疗原则

慢快综合征为原发性窦房结功能障碍伴继发性房性快速心律失常。具体表现为在平素缓慢型心律失常（窦性心动过缓、窦性停搏或窦房阻滞）的基础上，发生各种房性快速心律失常，如房颤、房扑（见图 4-33）。快速型心律失常为被动性。

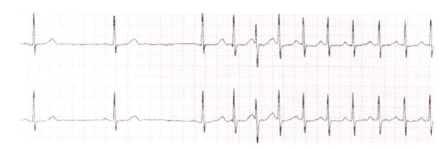

图 4-33 慢快综合征心电图

对于慢快综合征而言，由"慢"引起"快"，治"慢"是关键。相关治疗包括：①永久起搏器："慢"是因，所以应安装永久起搏器避免出现"慢"。②药物治疗：在安装起搏器的基础上应用药物控制快速房性心律失常，主要药物包括β受体阻滞剂、非二氢吡啶类钙离子拮抗剂、胺碘酮、普罗帕酮等。

表 4-2 快慢综合征和慢快综合征的鉴别

	快慢综合征	慢快综合征
发病年龄	青年多见	老年多见
晕厥	反复发生	反复发生
起因	（快）过速	（慢）过缓
发作诱因	药物诱发过缓性心律失常	快速型心律失常对 SAN 的抑制
ECG 表现	过速—长间歇—晕厥	过缓—过速—长间歇—晕厥
心律失常基础	快速型（PSVT）	过缓型（SSS）
基础心脏病	常无	伴或不伴有
窦房结功能	正常	异常
治疗	射频消融	心脏起搏

讨论问题二：无导线起搏器的适应证

传统心脏起搏器需要在锁骨下制造囊袋，在经锁骨下静脉植入电极。在临床应用中可能会存在以下问题：①导线问题：脱位、导线破损。②连接问题：静脉血栓形成、接触不良。③囊袋问题：感染、伤口破溃、囊袋血肿。④其他并发症：气胸、血胸、影响美观。

无导线起搏器无须制作囊袋，直接经股静脉送入右心室，避免了上述导线破损、囊袋感染、气胸等并发症的产生。主要适用人群：①具有传统起搏器植入适应症患者，特别是对于 VVI 模式适用的患者。②传统起搏器植入后发生囊袋和导线并发症的患者。③囊袋感染高风险患者。④存在血管病变或解剖变异,不适合植入传统起搏器的患者。⑤BMI 低,患者体重轻,皮下脂肪少,传统起搏器囊袋对其压力大。⑥因职业、年龄等对上肢活动要求高的患者,对美观要求高的患者(见图 4-34)。

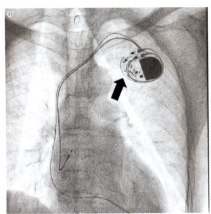
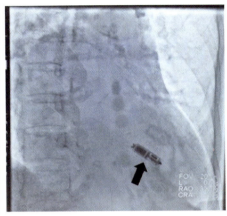

图 4-34 传统双腔起搏器与无导线起搏器对比

第五章 冠状动脉粥样硬化性心脏病

第一节 总 论

2019年欧洲心脏病学会在新修订发布的《2019年欧洲心脏病学会慢性冠脉综合征诊断和管理指南》中将冠状动脉粥样硬化性心脏病重新分类为：慢性冠状动脉综合征（Chronic Coronary Syndrome，CCS）和急性冠脉综合征（Acute Coronary Syndrome，ACS）。[1][2] 这样分类的依据主要是两者的发病机制不同，ACS是在冠状动脉硬化的基础上，不稳定斑块破裂或糜烂导致冠状动脉内急性血栓形成，此类疾病的病程进展迅速，发生恶性心律失常、心源性猝死的风险较高。因此需要早期识别，早期给予强化药物及介入手术治疗。而CCS患者大部分存在阻塞性冠状动脉疾病，但它们共同的病理机制基础是稳定的心外膜冠状动脉硬化造成的固定狭窄，在某些因素导致心肌耗氧量增加的情况下诱发心肌暂时性的缺血、缺氧，在给予药物治疗的基础上可以择期进行介入干预。

临床上，CCS主要分为：稳定型心绞痛（Stable Angina）、隐匿型冠心病（Latent Coronary Heart Disease）及缺血性心肌病（Ischemic Cardiomyopathy，ICM）。ACS主要分为：ST段抬高型心肌梗死（ST-segment Elevation Myocardial Infarction，STEMI）、非ST段抬高型心肌梗死（Non-ST-segment Elevation Myocardial Infarction，NSTEMI）及不稳定型心绞痛（Unstable Angina）。本章节我们将通过三个典型病例，一起来分析、学习这两大类疾病的临床特点与诊疗原则。

---

[1] 颜红兵，霍勇.《2019年欧洲心脏病学会慢性冠状动脉综合征诊断和管理指南》：冠状动脉疾病治疗：从归类走向精准［J］. 中国介入心脏病学杂志，2019，27（9）：481-483.

[2] SILBER S. ESC guidelines 2019 on chronic coronary syndrome (CCS, previously "stable coronary artery disease"): What is new? What is particularly important? ［J］. Herz, 2019, 44 (8): 676-683.

第五章　冠状动脉粥样硬化性心脏病

第二节　急性冠状动脉综合征

病例 1　急性 ST 段抬高型心肌梗死

患者 62 岁，老年男性。
主诉：突发持续胸痛 5 小时。
【分析】中老年男性，突发持续不能缓解的胸前区疼痛，应首先排除可能危及生命的"高危胸痛"，主要包括急性心肌梗死、主动脉夹层、肺动脉栓塞以及张力性气胸。在下一步的病史采集和体格检查过程中应围绕上述疾病的诊断与鉴别诊断进一步展开。

一、病史采集

现病史：患者 5 小时前无明显诱因下出现胸骨后压榨性疼痛，伴有胸闷、气促、大汗淋漓，疼痛向左侧肩部放射，休息后症状无明显缓解。无头晕、黑矇、意识障碍等，无发热、咳嗽、咳痰，无恶心、呕吐、腹痛、腹泻等。

既往史：患者既往高脂血症和长期吸烟史。否认高血压、糖尿病病史，否认消化性溃疡、青光眼病史。

个人史、家族史、婚育史无特殊。

【病史问诊思路】胸痛的问诊应着重询问：疼痛特点、发作诱因、疼痛部位、疼痛性质、持续时间、缓解方式、伴随症状等。根据疼痛特点及伴随症状等进行诊断、鉴别诊断，并对严重程度进行初步判断。一旦怀疑高危胸痛，应尽快让患者卧床监测生命体征、开通静脉通道等。既往史应着重询问有无高血压、高血脂、糖尿病、肺大疱等动脉粥样硬化性疾病以及气胸等，并询问近期用药史及血压、血糖等控制情况。

表 5-1 胸痛的问诊要点

	急性心肌梗死	主动脉夹层	肺动脉栓塞	气胸
疼痛特点	突发持续性，不能缓解	持续性，可减轻，多不能缓解	持续性	持续性，不能缓解
发作诱因	劳累、激动、饱食、停服冠心病药物	激动、熬夜、劳累、停服高血压药物	长时间卧床或活动减少，再次活动后突然发生	咳嗽、搬抬重物后突然发生
疼痛部位	胸骨后、心前区，可向左肩部放射	以后背、胸骨后常见	胸部（偏侧面区域）	单侧胸部
疼痛性质	闷痛、绞痛、压榨性、紧缩感	撕裂性疼痛	隐痛、闷痛	尖锐样疼痛
持续时间	>30 分钟	>30 分钟	>30 分钟	>30 分钟
缓解方式	不能缓解	不能缓解	不能缓解	屏住呼吸
伴随症状	大汗淋漓、濒死感	烦躁、出汗	呼吸困难，常比胸痛症状明显	呼吸困难，常比胸痛症状明显
既往病史特点	高脂血症、既往冠心病未规律服药、2 型糖尿病病史	多伴有高血压病史且血压控制欠佳	多伴有骨折术后、肿瘤、妊娠、下肢水肿等高凝状态病史	多有肺大疱、肺气肿等病史
家族史特点	家族性高胆固醇血症、早发冠心病病史	家族性早发高血压病史	家族性肿瘤疾病病史	无

二、体格检查

体温：36.2℃，心率：35 次/分，呼吸：15 次/分，血压：105/86 mmHg，血氧：98%。发育正常，营养中等，表情痛苦，神志清楚，查体配合。全身皮肤黏膜无黄染及瘀斑，胸前区无异常隆起。律齐，第一心音减弱，心脏各瓣膜区未闻及异常心音及心脏杂音，未闻及心包摩擦音。双肺呼吸音清，双肺底锁骨中线外侧可闻及少许湿啰音。腹软，未触及肿块，双下肢无水肿。

【体格检查要点】 对于拟诊断高危胸痛的患者应给予生命体征监护,主要包括:

①心率/心律:心电监护动态监测有无室速、室颤、房室传导阻滞等危及生命的心律失常。

②血压:测量四肢血压,如有一侧血压偏差过大,应注意排除主动脉夹层。出现低血压休克,提示预后较差。

③血氧:95%~100%,低于95%应注意排除肺栓塞,吸氧后仍低于90%提示预后较差。

④呼吸:12~20 次/分,呼吸过速提示有无合并急性心力衰竭。

⑤心肺体格检查:观察口唇有无紫绀苍白、颈静脉有无充盈;听诊双肺有无干湿啰音,并根据出现湿啰音的范围进行 Killip 分级。心脏各瓣膜听诊有无第一心音减弱、舒张期附加心音(S3、S4 奔马律),有无心尖收缩期杂音、喀喇音,若有,提示急性乳头肌功能不全、二尖瓣反流。若胸骨左缘 3、4 肋间收缩期出现杂音,提示急性室间隔穿孔。一旦出现低血压、休克、双肺满布湿啰音、心脏杂音等,往往提示急性心梗合并机械性并发症,死亡率较高。

表 5-2 急性心肌梗死,泵功能 Killip 分级

	肺部湿啰音范围	心功能评估
Ⅰ级	未闻及肺部湿啰音	无明显心力衰竭
Ⅱ级	肺部湿啰音<50%肺野	有左心衰竭
Ⅲ级	肺部湿啰音>50%肺野	有急性肺水肿
Ⅳ级	双肺满布湿啰音	心源性休克

三、诊疗经过

接诊后立即给予心电监护,并完成十八导联心电图检查(见图 5-1)。心电图检查过程中,患者突发意识丧失伴抽搐,心电监护提示:心室颤动(见图 5-2),立即给予 200 J 双向波电除颤 1 次后转为窦性心律。检验检查结果如下:

血常规:白细胞:12.92×10^9/L↑,中性粒细胞占比:73.5%↑,血红蛋白:142 g/L,血小板:252.1×10^9 g/L。

心肌损伤标志物:肌酸激酶(CK):182 U/L↑,肌酸激酶同工酶:72 U/L↑,肌钙蛋白 I:8 microg/L↑,脑钠肽(proBNP):4890 ng/L↑,D-二聚体:96 microg/L。

生化检查:肌酐(Cr):160 umol/L↑,谷丙转氨酶:32 U/L,K^+:4.03 mol/L。

心脏彩超：LA：32 mm，LV：47 mm，LVEF：53%，下后壁心肌运动低平。头颅 CT：硬膜下少许积液，考虑脑萎缩所致。

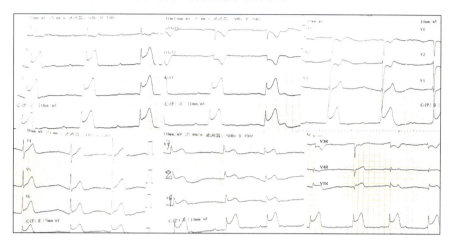

图 5-1　患者入院心电图提示下后壁右心室 ST 段抬高

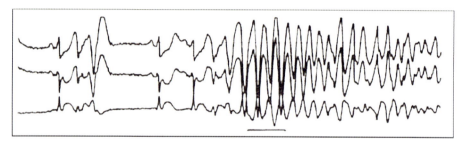

图 5-2　患者突发意识丧失时的室颤心电图

四、病例解析

（一）病例特点

患者为中老年男性，典型急性心肌缺血症状，表现为突发胸骨后压榨性疼痛，向左肩部放射，伴有气促、大汗淋漓，症状持续 5 小时不能缓解。既往有高脂血症及长期吸烟史，体格检查示心率慢，血压低，第一心音减弱，双肺底可闻及湿啰音。入院后心电图提示：Ⅲ度房室传导阻滞，Ⅱ、Ⅲ、avF、V7～V9、V3～V5R导联 ST 段抬高，提示急性下后壁右心室心肌梗死。血液学检查指标提示：心肌损伤标志物升高，D-二聚体正常。

（二）初步诊断与依据

初步诊断：冠状动脉粥样硬化性心脏病、急性下后壁右心室 ST 段抬高型心肌梗死、Ⅲ度房室传导阻滞、心室颤动、电除颤术后、泵功能Ⅱ级。

诊断依据：①中老年男性，突发胸痛伴大汗淋漓，持续不能缓解；②既往病史有高脂血症、长期吸烟史等高危因素；③心电图检查：窦缓、房室传导阻滞、急性下后壁右心室 ST 段抬高，心肌损伤标志物 CK、MB、肌钙蛋白 I 明显升高。④突发意识丧失、室颤，考虑为急性冠脉缺血导致的恶性心律失常。

【分析】早期诊断十分重要，对于可疑胸痛患者应该在 10 分钟内完成心电图检查。ST 段抬高型心肌梗死心电图诊断标准：相近两个以上导联 ST 段抬高大于 1 mm，所有新发左束支传导阻滞的急性冠状动脉综合征应该等同于 ST 段抬高型心肌梗死。实验室心肌损伤标志物的检查对诊断急性冠状动脉综合征也十分重要，但在发病早期，损伤标志物的升高往往具有滞后性。因此，当临床诊断与心电图表现具有诊断意义时，应该尽早进行血管再灌注治疗，不必等待损伤标志物的结果，具体流程见图 5-3。

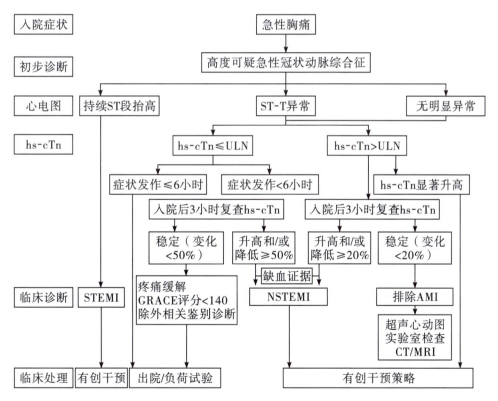

图 5-3　急性胸痛患者诊断流程

(三)下一步治疗方案

对于急性冠状动脉综合征患者应尽早进行再灌注治疗,开通血管,恢复患者心肌灌注至关重要,这样才能避免持续的心肌细胞坏死,减少心脏泵功能衰竭及恶性心律失常的发生。因此,本例患者目前首要是尽早给予再灌注治疗。给予该患者阿司匹林 300 mg + 氯吡格雷 600 mg 负荷量后,立即于导管室行冠状动脉造影检查,置入临时起搏电极,在临时起搏器保护下行造影检查,结果示左主干未见明显狭窄,LAD 多发斑块形成,前向血流 TIMI 3 级。LCX 近段狭窄 50%,前向血流 TIMI 3 级。RCA 中段闭塞,前向血流 TIM 10 级。RCA 内进行血栓抽吸并植入支架一枚,术后 RCA 段血流恢复至 TIMI 3 级,患者心率恢复至 90 次/分,血压维持在 100~110/70~80 mmHg 之间(见图 5-4)。术后给予双联抗血小板、抗凝、阿托伐他汀、依折麦布等药物治疗,患者术后恢复良好,并于 1 周后出院。

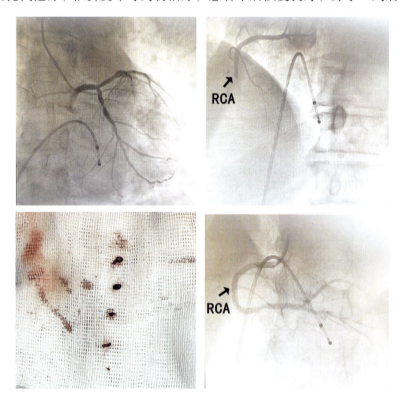

图 5-4 冠状动脉造影显示 RCA 段完全闭塞,抽吸血栓及支架植入后血流恢复

五、病例贯通与拓展

讨论问题一：该患者术前出现房室传导阻滞的原因以及术后恢复情况

1. 冠状动脉的解剖

冠状动脉走行在心脏表面，环绕心脏分布，立体形态类似树状，有许多大小不同的分支。左冠状动脉发自左主动脉窦，经肺动脉起始部与左心耳之间沿冠状沟向左前方行 3~5 mm 后分出左前降支与回旋支，二者之间常发出对角支。其中左前降支沿室间沟下行分别发出动脉圆锥支、左室前支、室间隔支，主要供应左心室的前壁、前侧壁、室间隔前 2/3，左回旋支沿冠状沟左行沿途发出左缘支，主要供应左心室下壁、侧壁和后壁。右冠状动脉起始于右主动脉窦，经肺动脉根部与右心耳之间沿右冠状沟行走，沿途发出动脉圆锥支、右缘支、窦房结支、房室结支、后降支，主要供应左心室下壁、右心室、窦房结和房室结（见图 5-5）。

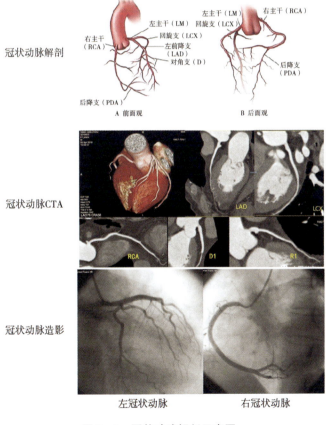

图 5-5 冠状动脉解剖示意图

2. 血管闭塞后心电图动态演变机制

急性心肌梗死发生时，冠状动脉阻塞导致心肌细胞氧供应量减少，随着缺血的进展，心肌细胞储存的氧气耗尽，启动无氧代谢，引起酸中毒及有害物质的代谢，最终导致心肌细胞坏死。在心电图上表现为 T 波改变、ST 段抬高、病理性 Q 壁形成等一系列改变。

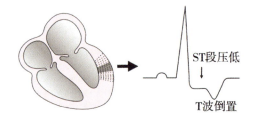

缺血阶段

影响心脏的楔形截面组织，起始于心外膜的顶面，终止于心内膜的基底面。这个区域较周围正常心肌组织有更多的负电位而导致 ST 段下降。心肌缺血后，倒置的 T 波是因为心室的复极过程不能按正常的顺序进行。

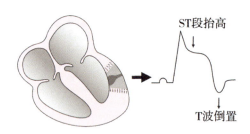

损伤阶段

心肌损伤区域没有完全去极化，比周围正常心肌组织有更多的正电位而导致 ST 段抬高。

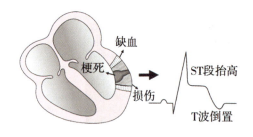

坏死阶段

坏死的心肌纤维不能产生动作电位，为电中性。心室壁这种电中性的区域相当于开了一个"窗洞"，通过它可以了解梗死对侧壁的情况。对侧壁心肌产生正向量指向梗死区相反的方向，产生病理性 Q 波。

图 5-6　心电图动态演变

3. 该患者出现房室传导阻滞的原因

根据冠状动脉供血分布特点，按照心电图各导联与心肌各区域的对应关系，可以通过体表心电图定位心肌梗死部位。本例患者心电图下壁导联Ⅱ、Ⅲ、avF、V7~V9、V3R~V5R 呈现 ST 段抬高，心电图定位为下后壁右心室心肌梗死，该区域考虑为右冠状动脉血管供应范围，冠状动脉造影检查证实为右冠状动脉血管闭塞后严重影响了房室结区的血液供应，导致该区域出现缺血及房室结功能降低，以及产生房室传导阻滞。支架置入术后，右冠状动脉恢复房室结区的供血，房室结功能恢复。除此之外，急性右冠状动脉闭塞后出现的交感神经兴奋和腺苷释放，也会加重房室传导的延迟。

讨论问题二：该患者是否可以进行冠状动脉溶栓治疗

1. STEMI/NSTEMI 冠状动脉血栓形成的差异

前面我们在总论中已经提到过，ACS 的病理生理基础是不稳定斑块破裂和急性血栓形成，STEMI 患者由于冠状动脉管腔闭塞导致冠状动脉血流完全中断，其血栓组成为富含纤维蛋白丝、聚集的血小板和瘀滞的红细胞——红色血栓。其血栓形成机制表现为三个方面：①血小板的活化、聚集：血小板在破裂斑块部位分布导致 ADP 等药物释放，进一步促进血小板激活。②纤维蛋白原的激活：活化的血小板促进糖蛋白受体 Ⅱb/Ⅲa 的构象变化，引发纤维蛋白原的激活，进一步导致血小板聚集。③凝血系统反应：血管内皮细胞暴露于各种组织因子中，导致凝血系统级联反应的激活，使得凝血酶原转化为凝血酶，进一步促进纤维蛋白原向纤维蛋白转化。因此，在 STEMI 患者的抗栓治疗中，需要抗血小板药物（阿司匹林、氯吡格雷降低血小板活性，Ⅱb/Ⅲa 受体拮抗剂抑制血小板聚集）、抗凝血药物（抑制凝血因子）以及溶栓药物（促进纤溶酶原转化为纤溶酶）（见图5-7）。

NSTEMI 患者不稳定斑块破裂后，血栓非完全阻塞血管，其大部分血栓是富含血小板的白色血栓，因此抗栓治疗主要为抗血小板和抗凝血。

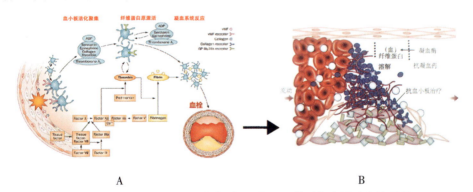

图5-7 A 图为急性 ST 段抬高型心肌梗死，管腔闭塞导致血栓形成；
B 图为闭塞血管剖面图展示 STEMI 血栓的组成及相对应的药物
（引自：《哈里森心血管病学》）

2. 再灌注治疗策略与流程

根据发病时间、心电图、肌钙蛋白及心肌损伤标志物变化，该患者具有溶栓治疗的适应证，无禁忌证，可以选择溶栓治疗，尝试开通冠状动脉血管。但由于溶栓治疗出血风险较高，对血管再灌注的效果具有不确定性，有 PCI 资质的医院，应首选介入手术开通冠状动脉血管。

病例 2　不稳定型心绞痛（Wellens 综合征）

患者 53 岁，中老年女性。

主诉：反复胸闷 2 个月余，加重伴胸痛 1 周。

【分析】中年女性，原有胸闷症状加重伴有胸痛，应注意鉴别心源性和其他原因导致的胸闷、胸痛。在了解患者发病特点、既往病史、有无冠心病高危因素的基础上综合进行诊断与鉴别诊断。

一、病史采集

现病史：2 个月前患者活动后出现胸闷不适，多为胸骨后闷胀感，症状每次持续 2~3 分钟，休息后可缓解，伴明显胸痛、心悸、气促等症状，患者自行服用胃药后症状缓解不明显。近 1 周来患者因工作劳累，自觉症状较前明显加重，伴胸痛，为胸骨后压痛，无明显放射痛。伴大汗，自行服用一粒硝酸甘油后 5~10 分钟可以缓解。伴憋气，无咯血，无头晕、晕厥，无反酸、嗳气。遂于今日至我院门诊就诊。无头晕、黑矇、意识障碍等，无发热、咳嗽、咳痰，无恶心、呕吐、腹痛、腹泻等。

既往史：患者既往高血压、2 型糖尿病病史，规律服用药物治疗，血压、血糖控制尚可。否认消化性溃疡、青光眼病史。

个人史：否认肝炎、结核等传染病史。

家族史：父母均有高血压、冠心病等相关疾病病史。

婚育史无特殊。

【病史问诊思路】此类患者在既往胸闷症状的基础上出现明显加重的表现，问诊应该遵循两条思路：①注意鉴别是否为心源性胸痛：根据胸痛特点、合并症、个人史、家族史等展开问诊。②注意问诊近期疾病加重的表现：主要为跟过去相比，在发病程度、频率、诱发因素、持续时间、合并症等方面的变化。对于有过就医或服药史的患者，应详细询问服用药物情况及效果。

表 5-3　稳定型心绞痛、不稳定型心绞痛、急性心肌梗死、心脏神经官能症鉴别

	稳定型心绞痛	不稳定型心绞痛	急性心肌梗死	心脏神经官能症
疼痛特点	偶有发作	间断发作	持续性疼痛	隐痛但呈持续性
发作诱因	劳累后、情绪激动后	安静状态下或夜间发作	劳累后或休息时	无明显诱因或睡眠障碍时

(续上表)

	稳定型心绞痛	不稳定型心绞痛	急性心肌梗死	心脏神经官能症
疼痛部位	胸骨后、心前区，可向左肩、背部放射	胸骨后、心前区，可向左肩、背部放射	胸骨后、心前区，可向左肩、背部放射	不固定，常为整个胸腹部，无具体指向
疼痛性质	闷痛、绞痛、紧缩感	闷痛、绞痛、紧缩感	压榨样、濒死感	隐痛
持续时间	<5分钟	5~10分钟	>30分钟	>30分钟
缓解方式	休息、含服硝酸甘油	休息、含服硝酸甘油	不能缓解	深呼吸、叹气等
伴随症状	无明显伴随症状	偶有出汗	大汗淋漓、黑矇、晕厥等	常较多，心悸、恶心、烦躁等
既往病史特点	高脂血症、既往冠心病未规律服药、2型糖尿病病史	多有心绞痛发作病史和其他冠心病危险因素	多有心绞痛发作病史和其他冠心病危险因素	多有更年期综合征、焦虑状态等
家族史特点	家族性高胆固醇血症、早发冠心病病史	家族性高胆固醇血症、早发冠心病病史	家族性高胆固醇血症、早发冠心病病史	无

二、体格检查

体温：36.2℃，心率：90次/分，呼吸：15次/分，血压：155/86 mmHg，血氧：98%。发育正常，营养中等，神志清楚，查体配合。全身皮肤黏膜无黄染及瘀斑，胸前区无异常隆起。律齐，心脏各瓣膜区未闻及异常心音及心脏杂音，未闻及心包摩擦音。双肺呼吸音清，未闻及明显干湿啰音及哮鸣音，双下肢无明显水肿。

【体格检查要点】不稳定型心绞痛患者体格检查常无特异性表现，如缺血面积较大可出现心动过速、第三心音或第四心音、肺底的湿啰音等。

三、诊疗经过

接诊该患者时，患者胸痛症状较前明显缓解，给予完善十二导联心电图、心脏彩超等检查，并给予患者阿司匹林、波立维、阿托伐他汀等抗血小板、降血脂药物治疗。同时给予降血压、降血糖、控制心室率等治疗。检验检查结果如下：

血常规：白细胞：9.3×10⁹/L↑，中性粒细胞占比：65.5%↑，血红蛋白：142 g/L，血小板：252.1×10⁹ g/L。

心肌损伤标志物：肌酸激酶（CK）：90 U/L↑，肌酸激酶同工酶：18 U/L↑，肌钙蛋白 I：0.001 microg/L↑，脑钠肽（proBNP）：130 ng/L↑，D-二聚体：192 microg/L。

生化检查：肌酐（Cr）：80 umol/L↑，谷丙转氨酶：29 U/L，K⁺：4.33 mol/L。

血脂检查：LDLC：3.15 mmol/L。

心脏彩超：LA：34 mm，LV：44 mm，AO：25 mm，RV：21 mm，IVS：12 mm，RA：42×37 mm，LVEF：54%，A/E=1.12，前壁心尖部运动低平，余室壁运动良好。诊断：符合冠心病，心内结构未见异常，左心室舒张功能降低（见图 5-8）。

胸片：心、肺、膈未见明显异常（见图 5-8）。

心电图：心率：100 次/分，ST V2~V5 下移，诊断为窦性心律 ST 段改变（见图 5-9）。

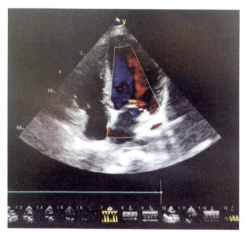 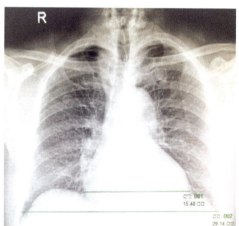

图 5-8　心脏彩超及胸片

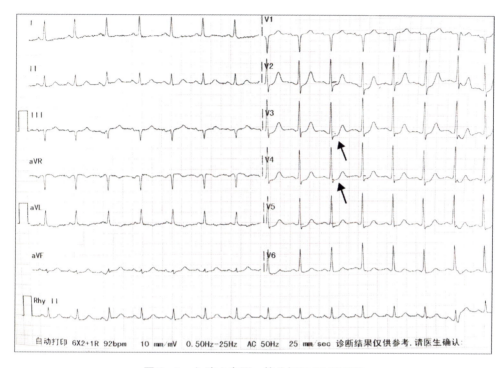

图5-9 入院心电图，箭头标识ST段下移

入院后患者午饭后诉胸闷症状再发，值班医生立即给予床边心电图检查（见图5-10），心率：90次/分，血压：137/90 mmHg，与患者入院时心电图对比，原来倒置的T波变为直立（考虑为假性正常化）。立即给予患者硝酸甘油一粒含服，10分钟后患者症状好转，复查心电图再次出现前壁V3~V5导联T波低平、倒置（见图5-10）。

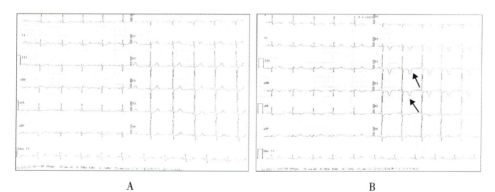

图5-10 A图为胸痛发作时心电图，呈现假性正常化；B图为胸痛好转时心电图，箭头标识T波改变

四、病例解析

(一) 病例特点

患者中年女性,慢性病程急性加重。原有心绞痛基础上,由劳累诱发胸痛,表现为胸骨后压痛,无明显放射痛伴大汗,自行服用一粒硝酸甘油后 5~10 分钟可以缓解。既往有高血压、2 型糖尿病病史。家族有高血压及早发冠心病家族史。体格检查未见明显异常。胸痛发作时心电图呈现假性正常化,心脏彩超提示前壁心尖部运动低平。

(二) 初步诊断与依据

初步诊断:冠状动脉粥样硬化性心脏病,不稳定型心绞痛,心功能Ⅱ级,高血压病 2 级 (很高危),2 型糖尿病。

诊断依据:①中年女性,劳累诱发心绞痛急性加重;②既往有高血压、糖尿病等冠心病高危因素,家族有早发冠心病病史;③心电图检查:胸痛发作和缓解可见心电图动态演变,心肌损伤标志物 CK、MB、肌钙蛋白Ⅰ未见明显升高。心脏彩超提示前壁心尖部运动低平。该患者 GRACE 评分为 152 分,属高危组 (见表 5-4)。

【分析】Wellens 综合征也称为左前降支 T 波综合征,指不稳定型心绞痛患者心绞痛发作后,心电图胸前导联出现特征性 T 波改变及演变,提示左前降支血管重度狭窄。根据患者典型的胸痛症状以及症状发作时心电图的改变,结合心脏彩超结果,初步判断符合 Wellens 综合征的诊断。该类患者易进展为急性大面积前壁心肌梗死,因此应尽快行冠状动脉造影检查以明确诊断,此类患者应禁止进行运动平板试验及其他负荷试验。

表 5-4 GRACE 评分表

年龄(岁)	得分	心率(次/分钟)	得分	收缩压(mmHg)	得分	肌酐(mg/dL)	得分	Killip 分级	得分	危险因素	得分
<30	0	<50	0	<80	58	0~0.39	1	Ⅰ	0	入院时心搏骤停	39
30~39	8	50~69	3	80~99	53	0.4~0.79	4	Ⅱ	20	心电图 ST 段改变	28
40~49	25	70~89	9	100~119	43	0.8~1.19	7	Ⅲ	39	心肌损伤标志物升高	14
50~59	41	90~109	15	120~139	34	1.2~1.59	10	Ⅳ	59		

(续上表)

年龄（岁）	得分	心率（次/分钟）	得分	收缩压（mmHg）	得分	肌酐（mg/dL）	得分	Killip分级	得分	危险因素	得分
60~69	58	110~149	24	140~159	24	1.6~1.99	13				
70~79	75	150~199	38	160~199	10	2.0~3.99	21				
80~89	91	≥200	46	≥200	0	≥4	28				
患者得分	58	患者得分	15	患者得分	24	患者得分	7	患者得分	20	患者得分	28
患者合计得分						152					

危险级别	GRACE 评分	院内死亡风险（%）	患者分级（√）
低危	≤108	<1	
中危	109~140	1~3	
高危	>140	>3	√

（三）下一步治疗方案

不稳定型心绞痛患者危险评级为高危，24 小时内进行冠状动脉造影检查，必要时开通冠状动脉血管。同时应给予阿司匹林 300 mg（负荷剂量）、替格瑞洛 180 mg（负荷剂量）、美托洛尔 47.5 mg、培哚普利 4 mg、阿托伐他汀 20 mg、依折麦布 10 mg qd，并于当天进行冠状动脉造影检查，结果显示：左前降支近端狭窄 95%，植入支架一枚。术后继续给予阿司匹林 100 mg qd、替格瑞洛 90 mg bid、美托洛尔 47.5 mg qd、培哚普利 4 mg qd、阿托伐他汀 20 mg qn、依折麦布 10 mg qd。患者术后胸痛症状缓解，病情稳定后出院（见图 5-11）。

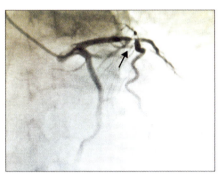
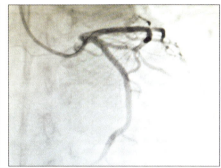

图 5-11　冠状动脉造影提示左前降支重度狭窄（箭头所示），支架植入后血流恢复

五、病例贯通与拓展

讨论问题一：该患者近期胸痛症状加重的原因

1. 影响心肌供氧平衡的因素

心肌需氧量由心率、心肌收缩力及左心室壁压力决定。心肌的氧供则是由冠状动脉的血流量及氧容量决定的。正常情况下冠状动脉具有强大的储备能力，在剧烈运动时，冠状动脉扩张，血流量可以达到休息状态时的 6~7 倍。冠状动脉在脂质沉积的基础上发生狭窄，一旦心脏负荷增加，则心肌收缩力增加和心率加快，导致心肌耗氧量增加，心肌供氧平衡被打破就会导致心肌缺血缺氧。因此，心绞痛药物治疗的目的在于调节心率（β受体阻滞剂），降低心脏前后负荷（ACEI/ARB），扩张冠状动脉血管（硝酸酯类），改善心肌代谢（曲美他嗪）。介入或是外科手术治疗能更直接地改善冠状动脉狭窄，提高冠状动脉血流量。

2. 导致患者心绞痛加重的因素

该患者心绞痛加重的因素：①冠状动脉血管的严重狭窄使得冠状动脉血流量下降；②近期劳累诱发心率加快（患者入院心率 100 次/分）；③患者血压长期未能达标，心室壁压力增高。最终使得患者心肌供氧与需氧之间的平衡被打破，表现为不稳定型心绞痛发作。

讨论问题二：不稳定型心绞痛的发生机制

（1）胸痛缓解期 T 波倒置机制：冠状动脉存在严重病变→心外膜心肌缺血更严重→出现心肌顿抑及心肌"冬眠"→心外膜心肌复极化过程变慢→复极化方向由心内膜指向心外膜→T 波双向或倒置。

（2）胸痛发作时 T 波假性正常化机制：前降支暂时性完全或几乎完全闭

塞→远端心肌严重缺血→心内膜缺血更严重→心内膜复极化过程比心外膜慢→复极化方向恢复为心外膜指向心内膜→倒置的T波变浅或直立。

（3）冠状动脉血流恢复后T波恢复机制：经数小时、数天或数周对顿抑心肌及"冬眠"心肌治疗后，心肌功能完全恢复，T波恢复正常。

第三节　慢性冠状动脉综合征

> **病例3　缺血性心脏病**
>
> 患者74岁，老年女性。
> 主诉：反复胸闷气促10年余，伴下肢水肿2周。
> 【分析】老年女性，病史较长，近期在原有症状基础上合并下肢水肿，考虑为心脏疾病经过10年时间进展为心力衰竭可能性。在下一步的问诊中应着重明确水肿的病因是否为心源性，以及引起心源性水肿的可能心脏基础疾病。

一、病史采集

现病史：患者10年前无明显诱因下出现胸闷不适，胸骨后闷胀感，多于劳累后出现，休息后可缓解。患者未予重视，近2~3年胸闷同时伴有气促、呼吸困难，自诉上两层楼梯后症状就较明显，休息后可缓解。夜间时有憋醒，需抬高床头。曾在外院就诊考虑"冠心病"，给予药物治疗后症状稍缓解，具体药物不详。2周前患者出现双下肢凹陷性水肿，伴尿少，气促较前明显加重。未诉胸痛、咳嗽、咳痰等不适。精神、胃纳较差，小便减少，大便尚可。

既往史：否认高血压、糖尿病病史，否认消化性溃疡、青光眼病史。

个人史：否认肝炎、结核等传染病史。

家族史：否认家族性遗传病史，否认家族性冠心病、高血压、糖尿病等病史。

婚育史无特殊。

【病史问诊思路】胸闷伴有气促，双下肢水肿，问诊应按照两条思路进行：

①胸闷症状：患者胸闷发作的时间、频率、性质等，判断本次就诊是否为胸闷加重。②气促、下肢水肿：着重询问水肿的程度、时间、诱因、活动耐力、伴随症状以及既往有无心脏和肺部疾病。并注意排除近期有无肺栓塞、深静脉血栓等诱发因素，判断是否为心源性呼吸困难。在问诊过程中应鉴别患者本次入院的主要诱因为胸痛还是气促心衰（见图5-12）。

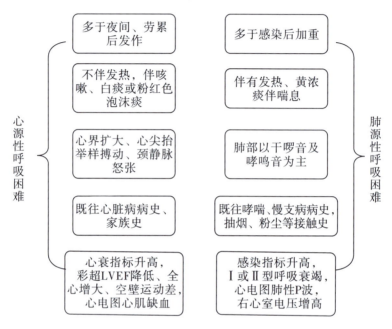

图5-12 心源性/肺源性呼吸困难问诊鉴别要点

二、体格检查

体温：36.2 ℃，心率：110 次/分，呼吸：28 次/分，血压：165/96 mmHg，血氧：98%。发育正常，营养中等，急性病容，神志清楚，查体配合。全身皮肤黏膜无黄染及瘀斑，心尖搏动点向左下移位。律不齐，可闻及早搏，心脏各瓣膜区未闻及异常心音及心脏杂音，未闻及心包摩擦音。双肺呼吸音粗，双肺底可闻及干湿啰音，双下肢中度凹陷性水肿。

【体格检查要点】缺血性心肌病合并心脏功能不全，患者体征主要以心力衰竭为主要表现。

①心率/心律：有无心动过速、心律失常以及心房增大诱发心房颤动等。
②血压：一般患者代偿性血压升高，如为低血压要警惕心源性休克。
③血氧：如有急性心衰发作应动态监测血氧变化，排除急性心力衰竭导致低氧血症。
④呼吸：12~20 次/分，若呼吸过速考虑有无合并急性心力衰竭。

⑤心肺体格检查：观察口唇有无紫绀苍白、颈静脉有无充盈；听诊双肺有无干湿啰音。

听诊心脏各瓣膜有无异常心音及心脏杂音。如出现瓣膜杂音，需考虑有无缺血性心肌病导致心脏增大，瓣膜相对关闭不全，并与心脏瓣膜性疾病导致的心力衰竭进行鉴别。检查双下肢水肿情况及水肿性质。

三、诊疗经过

患者入院后气促较明显，给予心电监护、吸氧、监测24小时出入量。完成十二导联心电图、心脏彩超、血气分析、胸片等检查，并给予呋塞米20 mg静推、阿司匹林、波立维、阿托伐他汀、氯化钾缓释片等抗血小板、降血脂、纠正电解质紊乱等药物治疗。检验检查结果如下：

血常规：白细胞：$8.3 \times 10^9/L \uparrow$，中性粒细胞占比：$68.5\% \uparrow$，血红蛋白：121 g/L，血小板：$241.1 \times 10^9$ g/L。

心肌损伤标志物：肌酸激酶（CK）：86 U/L↑，肌酸激酶同工酶：20 U/L↑，肌钙蛋白I：0.001 microg/L↑，脑钠肽（proBNP）：12000 ng/L↑，D-二聚体：427 microg/L。

生化检查：肌酐（Cr）：112 umol/L↑，谷丙转氨酶：56 U/L，K^+：3.45 mol/L。

血脂检查：LDLC：2.13 mmol/L。

心脏彩超：LA：43 mm，LV：68 mm，AO：31 mm，RV：21 mm，IVS：8 mm，RA：51×42 mm，LVEF：18%，A/E：呈单峰，室壁运动普遍低平，以下壁、后壁明显。诊断：考虑冠心病，MI（轻）、TI（轻）、PH（中）。左心室射血分数明显减低（见图5-14）。

胸片：心影增大，双肺可见渗出，右肺为著，主动脉硬化（见图5-14）。

心电图：窦性心律、频发室性早搏（见图5-13）。

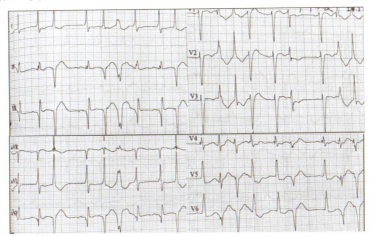

图5-13 入院时患者心电图

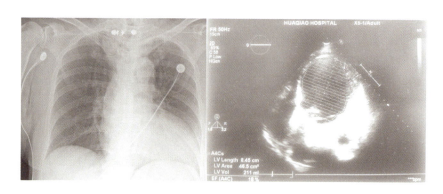

图 5-14　入院时患者胸片及彩超

四、病例解析

（一）病例特点

患者为老年女性，慢性病程急性加重。在原有心绞痛基础上，出现逐渐加重的气促，运动耐量下降，伴有夜间阵发性呼吸困难。近 2 周来患者气促症状加重，伴双下肢中度水肿。心电图见频发室性早搏，心脏彩超示下后室壁运动低平伴 LVEF 减低，胸片可见双下肺少量渗出。

（二）初步诊断与依据

初步诊断：冠状动脉粥样硬化性心脏病、缺血性心肌病、频发室性早搏、心功能Ⅲ级。

诊断依据：①患者老年女性，以气促、夜间阵发性呼吸困难、双下肢水肿入院。②体格检查：心尖搏动点向左下移位，双下肺可闻及干湿啰音。心脏各瓣膜区未闻及明显杂音。③辅助检查：心电图提示频发室性早搏，心脏彩超提示左心室增大、LVEF 减低、下后壁室壁运动低平。

（三）下一步治疗方案

为了进一步明确诊断，冠状动脉造影检查十分必要。入院后行冠状动脉造影检查，冠状动脉血管 LAD、LCX 狭窄 90%～95%，RCA 段全闭塞。诊断：冠状动脉三支血管病变合并闭塞病变，冠状动脉造影结果可以解释患者心力衰竭的病因（见图 5-15）。术后给予阿司匹林 100 mg qd、波立维 75 mg qd、美托洛尔 47.5 mg qd、沙库巴曲缬沙坦 25 mg bid、阿托伐他汀 20 mg qn、速尿 20 mg qd、安体舒通 20 mg qd。

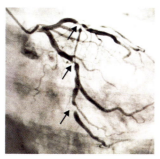
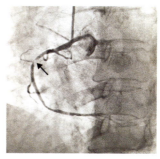

图 5-15 患者冠状动脉造影结果，箭头标识多支血管多处狭窄病变

五、病例贯通与拓展

讨论问题：缺血性心脏病心肌动态演变

冠状动脉狭窄闭塞导致冠状动脉血供减少，冠状动脉供血不能满足心肌代谢的需求，长时间的缺血缺氧导致心肌细胞缺血、坏死、纤维化形成，最终形成缺血性心肌病。从心脏大体标本上可以看到缺血区域局部心肌变薄、拉长。

对心肌进行 HE 和 Masson 染色可以观察心肌局部组织变化：从急性缺血早期大量炎症细胞浸润（图 5-16A）→1 周左右坏死心肌被巨噬细胞清除完毕（图 5-16B）→3~4 周可见富含血管网的肉芽组织和早期胶原纤维沉积（图 5-16C）→最后进展到几个月后坏死心肌纤维被致密的胶原纤维取代（图 5-16D）。

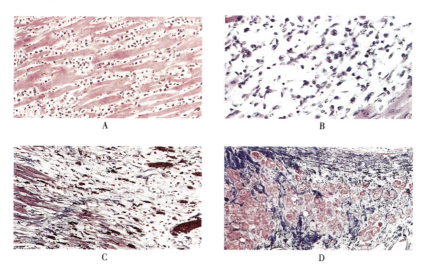

图 5-16 心肌梗死从急性期到陈旧期心肌局部组织变化

第六章 结构性心脏病

第一节 总 论

在 2005 年国际结构性心脏大会（CSI）会议上，德国的 Horst Sievert 教授正式提出结构性心脏病（Structural Heart Disease，SHD）这个概念，他指出结构性心脏病是指任何心脏结构的异常，任何与心脏和大血管结构有关的疾病；广义的结构性心脏病是指除原发心电疾患和冠状动脉疾病以外导致心脏结构异常的疾病，即经超声心动图、核磁共振成像、运动负荷试验、心内膜活检等现有的客观检查及尸体解剖能够发现的心脏结构异常；狭义的结构性心脏病是指解剖异常引起心脏结构的改变所造成的心脏病理生理变化。我国赵世华教授于 2009 年最早对结构性心脏病概念进行阐述，指出结构性心脏病是先天性或获得性心脏结构异常的统称，主要包括先天性心脏病、心肌病和心脏瓣膜病。[①] 综合目前国内外学术界认识及当前技术发展现状，结构性心脏病具体疾病范畴包括（见图 6-1）：先天性心脏病（室间隔缺损、房间隔缺损、动脉导管未闭、法洛氏四联症等）；心脏瓣膜病（二尖瓣病变、三尖瓣病变、主动脉瓣病变、肺动脉瓣病变等）；心肌病（肥厚型心肌病、扩张型心肌病等）；并发于其他疾病或者外源性的心脏结构异常（室间隔穿孔、室壁瘤、医源性房间隔缺损等）；并发于其他疾病的导致心脏功能异常并通过改变心血管结构可得到纠正的疾病或状态（如房颤导致左心耳功能异常，心力衰竭导致心脏功能异常）；其他：心脏内血栓、心脏肿瘤、心包疾病等。[②]

[①] 赵世华，胡大一. 推进我国结构性心脏病介入治疗的规范化发展和国际化进程 [J]. 中华心血管病杂志，2009，37（11）：961-962.

[②] 弘扬原创研究 引领技术创新：中国心脏大会 2015 精彩报告萃选/结构性心脏病介入治疗：现在和未来/心血管疾病是一种可以避免的糖尿病的并发症/血压测量值及时波动研究：血压稳定值的取值建议 [J]. 中华医学信息导报，2015，30（16）：14.

第六章 结构性心脏病

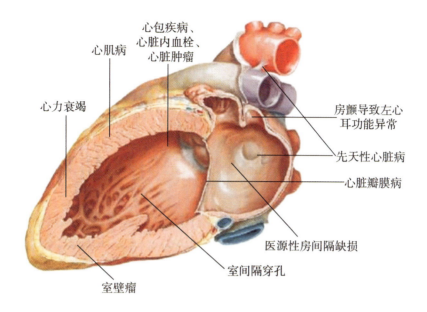

图6-1 结构性心脏病疾病范畴

图片来源：赵世华，胡大一. 推进我国结构性心脏病介入治疗的规范化发展和国际化进程［J］. 中华心血管病杂志，2009，37（11）.

第二节 心脏瓣膜疾病

病例1 二尖瓣病变

患者80岁，老年男性。

主诉：反复活动后气促10余年，发热后加重2周。

【分析】老年男性，反复活动后气促10余年，近期发热后加重。患者病史较长应着重鉴别胸闷、气促的诱发缓解因素，与呼吸系统疾病、肾脏系统疾病等进行鉴别诊断。本次症状加重，应着重鉴别症状加重的诱发因素及发作特点。

一、病史采集

现病史：患者10余年前发热、关节疼痛后出现胸闷气促不适，关节疼痛发生于膝关节及双侧腕关节，伴发热、咳嗽等不适。患者自诉在当地医院治疗后（具体不详）关节疼痛及发热症状好转，但偶有活动后气促不适，未予重视。2周前患者发热后自觉胸闷、气促症状较前明显加重，最高体温38 ℃，自行服用退热药物后症状好转，伴少许咳嗽，无明显咳痰、恶心、呕吐等。气促症状加重表现为日常活动后（如刷牙、洗脸）均出现不适，休息后症状可缓解，伴少许下肢水肿。无伴心悸、胸痛、恶心、呕吐等不适。遂于我院门诊就诊，门诊以"气促查因"收入我科。起病以来，患者体重无明显变化，大小便正常。

既往史、婚育史、个人史、家族史均无特殊。

【病史问诊思路】患者以发热后气促加重为主诉入院，病史10余年，继往发病时伴有发热、关节疼痛等症状。问诊过程中需与感染性疾病及风湿系统疾病相鉴别。

二、体格检查

体温：36.8 ℃，心率：97 次/分，呼吸：28 次/分，血压：110/80 mmHg。自主体位，神清语明，查体合作，对答切题。全身皮肤黏膜无苍白，巩膜无黄染。全身未触及浅表淋巴结肿大。双侧瞳孔等大等圆，直径约3.0mm，对光反射灵敏。颈软，颈静脉无怒张，肝颈回流征（−）。双肺叩诊音清，双肺呼吸音清，未闻及干湿啰音。心前区无隆起，未触及震颤，心界无扩大，律齐整，心音有力，二尖瓣听诊区可闻及舒张期隆隆样杂音，余各瓣膜听诊区未闻及病理性杂音。四肢肌力和张力正常，双下肢无浮肿。生理反射正常存在，病理反射未引出。

三、诊治经过

入院后给予完善十二导联心电图、心脏彩超、胸部CT、风湿组套、降钙素原等检查，并给予改善心力衰竭、抗凝、控制心率、利尿等治疗。检验检查结果如下：

血常规：白细胞：8.8×10^9/L↑，中性粒细胞占比：72.97%↑，血红蛋白：153.1 g/L，血小板：236.5×10^9 g/L。

心肌损伤标志物：肌酸激酶（CK）：68 U/L，肌酸激酶同工酶：5 U/L，肌钙蛋白 I：0.01 microg/L，脑钠肽（proBNP）：517 ng/L，D-二聚体：111 microg/L。

生化检查：肌酐（Cr）：103.9 umol/L↑，谷丙转氨酶：17 U/L，K^+：3.63 mol/L。

血脂检查：LDLC：2.96 mmol/L。

风湿系统检查：抗"O"：27.45 IU/ml，类风湿因子（RF）：13 IU/ml，补体 C1q：182.23 mg/L，超敏 C 反应蛋白：1.4 mg/L。

心脏彩超：LA：44 mm，LV：43 mm，AO：24 mm，RV：23 mm，IVS：11 mm，RA：47×37 mm，LVEF：59%，A/E=1.12，左心房增大，左心室不大，二尖瓣瓣尖黏连、增厚，回声增强，开放受限，2D 法测 MVA 为 0.78 cm^2。二尖瓣评分 6 分（Wilkin 法）。右心房增大、右心室不大，PG 为 72 mmHg，估测 PASP 为 82 mmHg。诊断为风湿性心脏病：二尖瓣狭窄（重），肺动脉高压（重）（见图 6-2）。

胸部 CT：双肺间质性肺水肿，左心增大，二尖瓣退行性改变（见图 6-3）。

心电图：心率：97 次/分，ST V2-V5 下移，诊断为窦性心律 ST 段改变。

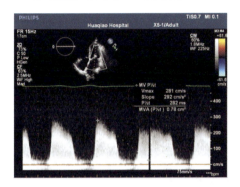
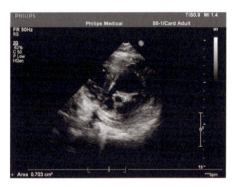
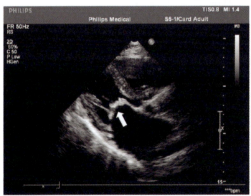

图 6-2 心脏彩超 M 型超声测量二尖瓣面积 0.78 cm^2，二尖瓣短轴切面下测量二尖瓣口面积，左室长轴切面下可见二尖瓣开放受限

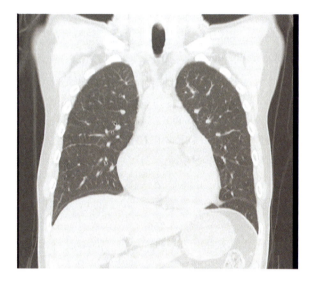

图 6-3 双肺间质性肺水肿，左心增大，二尖瓣退行性改变

四、病例解析

（一）病例特点

患者为老年男性，因反复活动后气促 10 余年，发热加重 2 周后入院。10 余年前症状发作时有发热、关节疼痛等诱发因素。本次发热后气促症状加重。入院后体温正常，体格检查可闻及二尖瓣区舒张期隆隆样杂音。心脏彩超提示：风湿性心脏病，二尖瓣狭窄（重），肺动脉高压（重）。

（二）初步诊断与依据

初步诊断：①风湿性心脏瓣膜病，二尖瓣狭窄（重度、D 期），左右心房增大，心房颤动，心功能Ⅲ级；②肺部感染；③肾功能不全。

诊断依据：①老年男性，慢性病程急性加重。②发热、关节疼痛后气促，本次发热后症状加重。③体格检查可闻及二尖瓣区舒张期隆隆样杂音。④心电图检查：窦性心律，偶发房性早搏，短阵房性心动过速，部分 T 波改变；心肌损伤标志物未见明显异常；心脏彩超提示左右心房增大、二尖瓣狭窄（重）。

【分析】二尖瓣狭窄疾病的严重程度由患者症状、瓣膜解剖结构、瓣膜血流动力学及瓣膜阻塞对左心房和肺循环等的影响综合判定，根据上述因素可将二尖瓣分为 A、B、C、D 四期。本例患者瓣口面积 < 1.5 cm^2，LA 增大至 44 mm，PASP = 82 mmHg，合并运动耐量降低、劳力性呼吸困难等症状，因此为 D 期（见表 6-1）。

表6-1 二尖瓣狭窄彩超评估下分期

阶段	定义	瓣膜解剖	瓣膜血流动力学	血流动力学结果	症状
A	MS风险期	舒张期瓣膜呈圆顶样	正常跨瓣流速	无	无
B	MS进展期	(1)风湿性瓣膜改变,伴有交界处融合和二尖瓣瓣叶舒张期呈圆顶样 (2)平面二尖瓣瓣口面积>1.5 cm²	(1)跨瓣流速增大 (2)二尖瓣瓣口面积>1.5 cm² (3)收缩压减半时间<150 ms	(1)轻度至中度LA扩张 (2)休息时,肺动脉压正常	无
C	无症状重度MS	(1)风湿性瓣膜改变,伴有交界处融合和二尖瓣瓣叶舒张期呈圆顶样 (2)平面二尖瓣瓣口面积≤1.5 cm²	(1)二尖瓣瓣口面积≤1.5 cm² (2)收缩压减半时间≥150 ms	(1)重度LA扩张 (2)PASP>50 mmHG	无
D	症状性重度MS	(1)风湿性瓣膜改变,伴有交界处融合和二尖瓣瓣叶舒张期呈圆顶样 (2)平面二尖瓣瓣口面积≤1.5 cm²	(1)二尖瓣瓣口面积≤1.5 cm² (2)收缩压减半时间≥150 ms	(1)重度LA扩张 (2)PASP>50 mmHg	(1)运动耐力下降 (2)劳力性呼吸困难

(三)下一步治疗方案

患者入院后给予莫西沙星抗感染,华法林抗凝、沙库巴曲缬沙坦、呋塞米、安体舒通、琥珀酸美托洛尔改善心力衰竭等药物治疗,但仅能改善二尖瓣狭窄患者症状,不能治疗由于瓣膜狭窄导致的血液循环障碍。改善患者一般情况后需要进一步评估患者手术方案,即二尖瓣球囊扩张术(PBMC)或二尖瓣置换术。根据对该患者的评估,征求患者及家属同意后行二尖瓣球囊扩张术。术后彩超检查提示二尖瓣瓣口面积扩大至1.06 cm²,肺动脉压为72 mmHg,估测PASP为81 mmHg。二尖瓣狭窄(中度)、肺动脉高压(重度)(见图6-4、图6-5)。

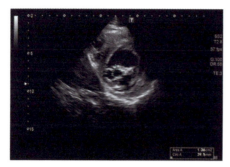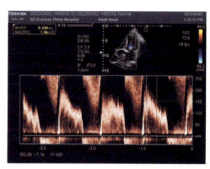

图6-4 术后复查心脏彩超，二尖瓣短轴切面及M超声下测量二尖瓣瓣口面积为1.06 cm²

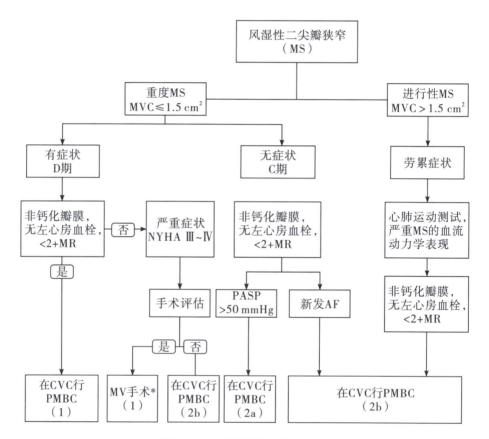

图6-5 二尖瓣狭窄的诊治流程

五、病例贯通与拓展

讨论问题一：风湿性二尖瓣狭窄的病理特点

风湿性心脏病是甲组乙型溶血性链球菌感染引起的病态反应的一部分，表现为心脏部位的病理变化，主要发生在心脏瓣膜部位的病理过程有以下三期：

（1）炎症渗出期：由于链球菌的感染，心脏的瓣膜出现炎性，表现为瓣膜肿胀变性，其活动会受到一定程度的影响（见图6-6）。

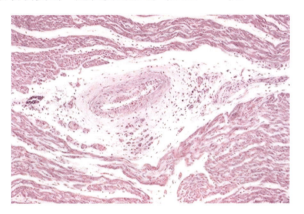

图6-6 炎症渗出期二尖瓣组织HE染色

（2）增殖期（风湿小体）：由于瓣膜长期处于充血水肿状态，瓣膜血液循环不良，瓣膜会出现纤维样变性坏死，结缔组织增生，风湿小体形成。这种结缔组织会成为瓣膜上的累赘，因为它并不具备正常心肌细胞的功能，从而使瓣膜增厚、变形，失去弹性（见图6-7）。

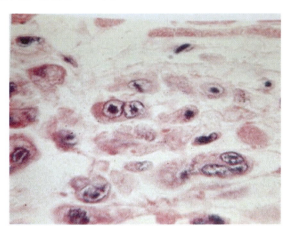

图6-7 增殖期HE染色见风湿小体

（3）瘢痕形成期：由于原纤胶维等增生，损伤处机化，形成瘢痕，心脏瓣膜功能因此受到影响；感染反复发作，导致疣状赘生物（见图6-8）形成。心脏瓣膜功能受影响，导致心脏在运送血液的过程中出现问题，如瓣膜狭窄，使得血流阻力加大，为了吸入和射出足够的血液，心脏则需要更加费力地舒张和收缩，加大工作强度，但效率仍不如正常状态，易疲劳，久而久之心脏变得肥大。若二尖瓣狭窄到一定程度，由于左心房压力增高，肺静脉和肺毛细血管压力也随之增高，形成肺淤血。

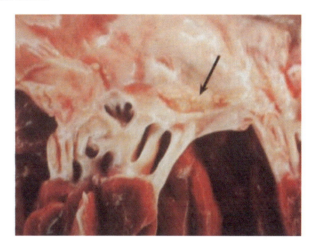

图6-8 瘢痕形成期大体标本可见赘生物

讨论问题二：风湿性二尖瓣狭窄彩超评分标准

Wilkins超声心动图评分是应用最为广泛的用来评价二尖瓣形态学特征的技术，可用于评价二尖瓣球囊扩张术的即刻和随访效果。超声得分≤8分的患者行二尖瓣球囊扩张术取得即刻以及远期良好效果的可能性大。

表6-2 Wilkins超声心动图评分

项目	得分			
	1分	2分	3分	4分
活动度	瓣叶活动程度好，仅瓣尖受损	瓣叶基底部及瓣叶中部活动正常	舒张期瓣叶主要从基底部连续前向运动	舒张期瓣叶几乎没有前向运动
瓣下增厚	瓣叶下结构极轻度增厚	腱索增厚达全长1/3	腱索增厚达远端1/3	所有腱索均增厚缩短，累及乳头肌

(续上表)

项目	得分			
	1分	2分	3分	4分
瓣叶增厚	瓣叶增厚基本正常（4~5 mm）	瓣叶中部正常，边缘显著增厚（5~8 mm）	整个瓣叶显著增厚（5~8 mm）	所有瓣叶均显著增厚（>5~8 mm）
钙化	小范围超声亮度增加	亮度增加的范围扩大，限于瓣叶边缘	亮度增加的范围扩大，至瓣叶中部	大部分瓣叶组织亮度增加

病例2 主动脉瓣病变

患者79岁，老年男性。

主诉：反复头晕1月余，加重伴晕厥一次。

【分析】老年男性，反复头晕，近期加重伴晕厥一次。应首先对可能造成全脑灌注不足引起头晕、晕厥的病因进行鉴别。根据《2018 ESC 晕厥诊断与管理指南》，晕厥主要分为三大类，包括：①反射性晕厥（神经介导性晕厥）；②直立性低血压晕厥；③心源性晕厥。①

（1）反射性晕厥（神经介导性晕厥）。

表6-3 反射性晕厥

血管迷走性晕厥（VVS）	直立性：站立时出现，坐位时不常发生 情绪性：恐惧、疼痛（躯体或内脏）、器械、晕血
情境性晕厥	排尿、胃肠道刺激（吞咽、排便）、咳嗽、打喷嚏、运动后、其他（大笑、铜管乐演奏）
颈动脉窦综合征	多见于老年人、转头动作、局部肿瘤、衣领过紧压迫颈动脉窦
非经典形式	无前驱症状，和/或无明显诱因，和/或表现不典型

（2）直立性低血压（OH）晕厥。起立时收缩压异常减低。

---

① BRIGNOLE M, MOYA A, DE LANGE F J, et al. 2018 ESC guidelines for the diagnosis and management of syncope [J]. Eur Heart J, 2018, 39 (21): 1883-1948.

表 6-4 直立性低血压晕厥

注意：运动（运动透发）、餐后（餐后低血压）和长时间卧床休息（去调节）可能会加重低血压	
药物引起	最常见，例如血管舒张剂、利尿剂、吩噻嗪类、抗抑郁药
血容量不足	出血、腹泻、呕吐等
原发性自主神经衰竭（神经源性 OH）	单纯自主神经衰竭、多系统萎缩、帕金森病、路易体痴呆
继发性自主神经衰竭（神经源性 OH）	糖尿病、淀粉样变性、脊髓损伤、自身免疫性自主神经病变、副肿瘤性自主神经病变、肾衰竭

（3）心源性晕厥。由于心脏发生器质性病变，而引起的晕厥。心源性晕厥发作更突然，常无头昏等前驱症状。持续时间相对较短，很少造成外伤，常无大小便失禁。意识恢复后常仅余基础心脏病症状，如心律失常等。

表 6-5 心源性晕厥

心律失常	心动过缓：窦房结功能障碍（包括心动过缓/心动过速综合征），房室传导系统疾病 心动过速：室上性、室性
结构性心脏病	主动脉狭窄、急性心梗或心肌缺血、肥厚型心肌病、心脏肿瘤（心房黏液及其他肿瘤）、心包疾病/心包堵塞、冠状动脉先天异常、人工瓣膜功能障碍
心肺和大血管疾病	肺栓塞、急性主动脉夹层、肺动脉高压

（4）脑源性晕厥。比较少见，如严重脑动脉闭塞、脑血管痉挛（如高血压脑病）、动脉炎、主动脉弓综合征、锁骨下动脉盗血综合征、基底动脉型偏头痛等。主要是由于脑动脉或者供应脑血管血液循环的动脉发生病变，使脑供血不足而发生的晕厥。因为脑动脉突然供血不足出现晕厥，可能会随之出现局部神经功能缺损症状，包括一过性肢体麻木、无力等，晕厥持续时间相对较长。

（5）其他，如低血糖、过度换气、严重贫血、高原缺氧等。

一、病史采集

现病史：患者 1 个月前无明显诱因出现头晕，表现为头部闷胀感，偶伴有视物模糊、恶心、双下肢乏力感，持续约 30 分钟后可自行缓解。多次测血压均高于正常值，曾就诊于我院急诊科，服用硝苯地平控制血压，血压仍大于 180 mmHg。自诉体位改变或突然站立时头晕症状明显，偶有一过性黑蒙，站立数分钟后症状可缓解。不伴天旋地转、恶心、呕吐等。5 天前患者头晕加重，表现为持续时间延长，头晕发作次数较前增多。偶伴有胸闷感，并于如厕后站立时出现一过性晕厥倒地，家人发现后将其扶起，伴颜面轻度擦伤，家属诉患者有 1~2 分钟不能应答，清醒后对答切题。不伴四肢抽搐、口角歪斜、大小便失禁等。为求进一步治疗，拟"晕厥查因"以收科。患者精神紧张，胃纳可，睡眠欠佳，二便正常，体重无明显增减。

既往史：高血压病史 10 余年，血压波动在 190~210/90~95 mmHg。否认冠心病、糖尿病病史，否认肝炎、结核等传染病史，否认手术、外伤史，否认输血史，否认食物、药物过敏史。预防接种史不详。

个人史、家族史、生育史无特殊。

【病史问诊思路】 头晕的问诊要点：起病情况（起病时间；突发/渐进起病）、诱因（发病前后有无急性感染）；发病时的情况（与转颈、仰头、起卧、翻身有无关系）、主要症状的特点（有无周围物体旋转或自身旋转等平衡失调的感觉；有无发热；有无视力改变、耳鸣、听力下降、恶心、呕吐、出汗、口周及四肢麻木等相关症状）、病情的发展与演变。根据头晕发作的特点及伴随症状等进行诊断、鉴别诊断，并对严重程度进行初步判断。询问患者既往疾病史（有无原发疾病，如高血压、主动脉狭窄、心脏瓣膜疾病等），有无相同发作史和家族史，并掌握患者近阶段的用药情况。

在各种晕厥原因中，心源性晕厥的危险性最高，几乎所有的死亡都发生在心源性晕厥。因此，我们对晕厥的诊断应集中于判断是否心源性晕厥。临床中要牢记这 5 个提示心源性晕厥的特征：

（1）突发心悸，随后立即发生晕厥；
（2）年轻时不明原因猝死的家族史；
（3）有结构性心脏病或冠状动脉疾病；
（4）心电图提示为心律失常性晕厥；
（5）晕厥发生于用力或仰卧时。

表 6-6 指南推荐心源性晕厥的病因

心源性晕厥	推荐级别	证据
心律失常性晕厥 ①持续性窦性心动过缓 <40 次/分钟，或清醒状态且无体育锻炼情况下出现窦性停搏 >3 秒者； ②Mobitz Ⅱ型或三度房室阻滞； ③交替出现左右束支阻滞； ④室性心动过速或快速的阵发性室上性心动过速； ⑤非持续性多形性室速、长 QT 间期综合征或短 QT 间期综合征； ⑥起搏器或 ICD 故障导致心脏停搏	Ⅰ	C

(续上表)

心源性晕厥	推荐级别	证据
当晕厥伴急性心肌缺血证据时（伴或不伴心肌梗死），可以确认为心脏缺血相关性晕厥	I	C
当患有脱垂性心房黏液瘤、左心房球型血栓、严重主动脉狭窄、肺栓塞或急性主动脉夹层的患者出现晕厥时，高度考虑为结构性心肺血管疾病导致的晕厥	I	C

二、体格检查

体温：36 ℃，心率：90 次/分，呼吸：22 次/分，血压：110/80 mmHg。自主体位，神清语明，查体合作，对答切题。全身皮肤黏膜无苍白，巩膜无黄染。全身未触及浅表淋巴结肿大。双侧瞳孔等大等圆，直径约 3.0 mm，对光反射灵敏。颈软，颈静脉无怒张，肝颈回流征（-）。双肺叩诊音清，双肺呼吸音清，未闻干湿啰音。心前区无隆起，未触及震颤，心界无扩大，律齐整，心音有力，主动脉瓣区可闻及收缩期 3/6 级喷射性杂音，余各瓣膜听诊区未闻及病理性杂音。四肢肌力和张力正常，双下肢无浮肿。生理反射正常存在，病理反射未引出。

【体格检查要点】体格检查应该首先对患者的生命体征进行评估（发作时关注血压和脉搏，发作间期应测量卧立位血压），重点行神经系统、心脏以及外周血管查体。

表 6-7 主动脉狭窄主要体征

心界	正常或轻度向左扩大，心尖区可触及收缩期抬举样搏动。收缩压降低、脉压减小、脉搏细弱。严重的主动脉瓣狭窄患者，同时触诊心尖部和颈动脉可发现颈动脉搏动明显延迟
心音	第一心音正常。如主动脉瓣严重狭窄或钙化，左心室射血时间明显延长，则主动脉瓣第二心音成分减弱或消失。由于左心室射血时间延长，第二心音中主动脉瓣成分延迟，严重狭窄者可呈逆分裂。肥厚的左心房强有力的收缩产生明显的第四心音。如瓣叶活动度正常，可在胸骨右、左缘和心尖区听到主动脉瓣射流音，如瓣叶钙化僵硬则射流音消失
心脏杂音	典型杂音为粗糙而响亮的射流性杂音，3/6 级以上，呈递增—递减型，向颈部传导，在胸骨由缘 1~2 肋间听诊最清楚。一般来说，杂音愈响，持续时间愈长，高峰出现愈晚，提示狭窄程度愈重

三、诊疗经过

接诊后立即给予降血压、调脂及盐酸倍他司汀止晕等对症治疗,并监测血压变化、心率变化,以及完善相关检查。

(一)药物治疗方案

降血压改善心力衰竭:沙库巴曲缬沙坦 50 mg bid。
控制心室率:琥珀酸美托洛尔缓释片 23.75 mg qd。
降脂稳定斑块:阿托伐他汀 20 mg qn。
止晕:盐酸倍他司汀 20 mg tid。

(二)检验检查结果

血常规:血红蛋白:115 g/L↓,余未见明显异常。
心肌损伤标志物:脑钠肽(proBNP):175 ng/L、D-二聚体:485 microg/L、肌钙蛋白 I:0.011 microg/L。
血同型半胱氨酸测定:8.7umol/L↑。
生化:总胆固醇(TCHOL):4.17 mmol/L,高密度脂蛋白 C(HDLc):0.86 mmol/L↓,脂蛋白 a [LP(a)]:321 mg/L↑,甘油三酯(TG):0.8 mmol/L,尿酸(URIC):481 umol/L↑。
糖化血红蛋白测定:6.0%。
甲状腺功能测定五项:甲状腺球蛋白抗体(ANTI_TG):864.05 IU/mL↑,甲状腺过氧化酶抗体(ANTI_TPO):747.87 IU/mL↑,促甲状腺素(TSH3):14.945 mIU/L↑。
凝血四项、病毒全套、G6PD、尿常规、粪便常规均未见明显异常。
心脏彩超:主动脉瓣退行性改变并主动脉狭窄(中—重)(主动脉瓣叶增厚,回声增强,开放受限,瓣上 Vmax = 4.15 m/s,PG = 69 mmHg,MPG = 41 mmHg,连续方程法测 AVA = 0.93 cm²,CD 见轻度反流),AI(轻),左心室舒张功能降低。LVEF:63%,A/E = 89/80 = 1.11(见图 6-9)。

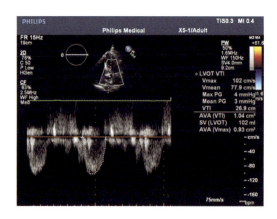

图 6-9 入院时心脏彩超

颈动脉彩超：双侧颈总动脉粥样硬化并双侧多发斑块形成，双侧椎动脉未见异常。

肾及肾动脉彩超：双侧肾动脉阻力指数增高（右：RI 0.75，左：RI 0.75）。

腹部大血管彩超：腹主动脉血流通畅，未见夹层及动脉瘤征象。

双下肢动脉彩超：双下肢上述静脉未见异常，双下肢静脉瓣功能未见异常。

甲状腺彩超：双侧甲状腺大小正常，右叶内低回声结节伴钙化，性质待定（TI-RADS 4a 级），建议复查或进一步检查。右叶内混合回声结节，考虑结节性甲状腺肿可能性大（TI-RADS 2 级）。

头颅 MR：右侧外囊陈旧性腔隙性脑梗死；双侧侧脑室周围脑白质及半卵圆中心脑白质疏松；脑动脉硬化。

颈部 MR：颈椎轻度退行性改变；各椎间盘变性，C3/4、C4/5、C5/6 及 C6/7 椎间盘突出，C3/4、C4/5 黄韧带肥厚，继发椎管狭窄；颈部 MRA 未见明显异常。

胸、全腹部主动脉 CT：主动脉瓣重度退行性改变，请结合临床；右肺下叶背段支气管扩张伴少许感染；肝囊肿；双肾萎缩，多发囊肿，建议结合肾功能检查；CTA：胸腹主动脉走行迂曲；头臂干、主动脉弓、冠状动脉、胸主动脉、双侧髂总动脉粥样硬化。

24 小时动态心电图：①窦性心律；②偶发房性早搏；③短阵房性心动过速；④部分 T 波改变；⑤心律变异性：SDNN < 100 ms（降低）；⑥心室晚电位：阴性。

24 小时动态血压：收缩压范围 93～148 mmHg（≥140 mmHg 2 次，占 5%），舒张压范围 63～88 mmHg，为大致正常血压。

【分析】不同的辅助检查结果有着不同的临床意义。

（1）心电图对心源性晕厥者意义重大，如病理性 Q 波提示心梗，QT 间期延长提示LQT综合征等；部分患者可发现二度二型房室传导阻滞、三度房室传导阻滞等心律失常，甚至发现室速、室颤等恶性心律失常。

（2）颈动脉窦按摩：如颈动脉窦按摩诱发心脏停搏>3秒，或血压下降>50 mmHg，表示颈动脉窦按摩实验阳性，提示颈动脉窦高敏感综合征。

（3）卧立位血压：卧位转立位的3分钟内监测血压的变化，如收缩压下降≥20 mmHg或舒张压下降≥10 mmHg，或者收缩压下降至低于90 mmHg，伴或不伴有晕厥者，为卧立位血压实验阳性，提示体位性低血压。

（4）直立倾斜实验：倾斜体位，必要时可加用硝酸甘油或肾上腺素诱发，阳性结果包括心率抑制性、血压抑制性和混合性，阳性结果提示血管迷走性晕厥。

（5）超声心动和其他心脏影像学检查：如心脏CT和MRI等，可提供心脏结构和功能的客观信息，明确有无心肌肥厚、瓣膜狭窄，准确评估射血分数等心脏功能。

（6）心电监测：对于心律失常，尤其不频发的心律失常导致的晕厥，长程Holter，甚至植入式Holter可提供更多的诊断信息。

（7）运动实验：运动中出现的二度二型房室传导阻滞或房室传导阻滞，常提示传导系统的病变，即传导阻滞导致的缓慢型心律失常是晕厥的病因。

（8）心脏电生理检查：通过有创电生理检查，可以对缓慢型心律失常及快速型心律失常导致的晕厥进行诊断，并进行危险分层和治疗。

（9）心脏导管：了解冠状动脉病变，进行缺血再灌注治疗。

四、病例解析

（一）病例特点

患者为老年男性，反复头晕伴一过性晕厥，表现为头部闷胀感，偶伴有视物模糊、恶心、双下肢乏力感。如厕后发生晕厥，伴短暂意识丧失，不伴大小便失禁等。既往有高血压病史，体格检查可闻及主动脉瓣区喷射性收缩期杂音。入院后心脏彩超提示主动脉瓣退行性改变并主动脉狭窄（中—重）；头颅MR示右侧外囊陈旧性腔隙性脑梗死。

（二）初步诊断与依据

初步诊断：①主动脉瓣狭窄（中—重）；②高血压3级（很高危）；③心律失常：短阵房性心动过速；④轻度贫血；⑤陈旧性脑梗死；⑥结节性甲状腺肿；⑦高尿酸血症。

诊断依据：①老年男性，慢性病程急性加重；②反复头晕伴一过性晕厥，既往高血压病史；③体格检查可闻及主动脉瓣区喷射性收缩期杂音；④心电图检查示窦性心律，偶发房性早搏，短阵房性心动过速，部分 T 波改变；⑤心肌损伤标志物未见明显异常；⑥心脏彩超示主动脉瓣退行性改变并主动脉狭窄（中—重）。

【分析】 结合病史及辅助检查，考虑患者目前头晕伴一过性晕厥主要由主动脉瓣狭窄导致。超声心动图是诊断、评估主动脉狭窄的重要工具。超声心动图既能确认主动脉瓣狭窄，还能评估狭窄的原因、钙化的程度、左心室功能和室壁厚度，检测有无合并其他瓣膜损害，提供判断预后的信息，是首选的评估主动脉瓣狭窄的方法。

（三）下一步治疗方案

该患者为 79 岁高龄男性，诊断为主动脉瓣重度狭窄且有晕厥症状，猝死风险高，需尽早行瓣膜置换术。但考虑患者年龄较大，外科围手术期风险较高，建议患者行经皮主动脉瓣膜置换术（TAVI）。

【分析】 根据 TAVI 多个随机临床试验的结果，2020 年 ACC/AHA 心脏瓣膜病指南建议，在不同危险分层的患者中，TAVI 可替代外科手术治疗主动脉瓣狭窄。但无论是选择 TAVI，还是选择外科手术，都应取决于具体情况，包括技术成熟程度、禁忌症、患者预期寿命和瓣膜耐久性等，也要考虑多学科心脏团队与患者的共同决策。指南建议，对于多数年龄大于 65 岁的患者，建议外科手术，年龄大于 50 岁的患者，建议使用机械瓣。对于 65 岁以上的老年患者，与外科手术相比，TAVI 的围手术期死亡率和卒中风险较低，但瓣周漏、需要起搏器和血管并发症的风险较高。二者的 I 类推荐见下表。①

表 6-8 外科手术与 TAVI 在主动脉瓣狭窄的推荐意见

证据水平	建议
A 级证据	外科手术适用于年龄 <65 岁且预期寿命 >20 年的患者
A 级证据	外科手术或 TAVI 可治疗 65～80 岁的有症状患者
A 级证据	TAVI 适用于 80 岁以上且预期寿命低于 10 年的患者
A 级证据	TAVI 用于有症状的严重主动脉瓣狭窄和手术风险高或低的患者，但预期寿命 >12 个月
B 级证据（非随机研究）	根据上述年龄分层，年龄 <80 岁且射血分数 <50% 的无症状患者选择外科手术或 TAVI

---

① OTTO C M, NISHIMURA R A, BONOW R O, et al. 2020 ACC/AHA guideline for the management of patients with valvular heart disease：executive summary：a report of the American College of Cardiology/American Heart Association Joint Committee on clinical practice guidelines [J]. Circulation, 2021, 143 (5)：e35-e71.

(续上表)

证据水平	建议
B级证据（非随机研究）	对于无症状的严重主动脉瓣狭窄和运动试验异常的患者，严重主动脉瓣狭窄且进展迅速或利钠肽水平升高的患者，外科手术优于TAVI
A级证据	有生物瓣膜指征和解剖结构不适合TAVI的患者选择外科手术
C级证据（专家意见）	姑息治疗咨询和对有症状、严重主动脉瓣狭窄和预期术后生存期<12个月的患者的共同决策，包括患者偏好和TAVI对改善症状的风险与获益

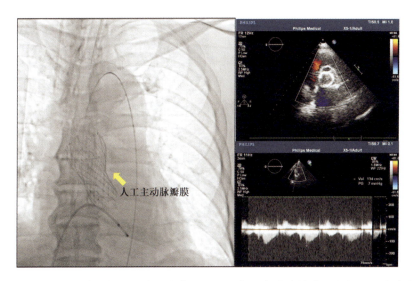

图6-10 术后复查心脏彩超及胸片。胸片可见植入人工主动脉瓣膜。彩超可见主动脉不宽，搏幅好，主动脉瓣位见人工生物瓣回声，位置正常，主动脉瓣上Vmax为190 cm/s，CD未见反流，未见瓣周瘘。LVEF：60%，A/E=118/101=1.17。诊断：符合TAVI术后，主动脉瓣位人工生物瓣位置、功能正常。左心房增大，室间隔增厚，注意有无高血压。心内未见异常血流。左心室舒张功能降低。

五、病例贯通与拓展

讨论问题一：主动脉瓣狭窄三联征及其病理生理机制

主动脉瓣狭窄三联征是指患者出现胸痛、呼吸困难和晕厥的症状。

主动脉瓣狭窄时，从左心室向主动脉射血就会遇到困难，射血时左心室压力升高，导致左心室向心性肥厚，左心室顺应性降低，舒张压增高，进而使得左心房后负荷增加，肺静脉淤血，导致患者出现呼吸困难。

主动脉瓣狭窄患者一方面心室舒张期压力升高压迫心内膜下冠状动脉血管，导致冠状动脉相对狭窄，另一方面主动脉瓣狭窄导致心室收缩末期压力升高，心室向大动脉射血时间延长，射血量减少，进一步加重冠状动脉缺血，引起心绞痛的症状。

由于主动脉狭窄导致左心室向主动脉射血减少，通过主动脉向颈动脉以及脑动脉的供血就会减少，容易导致患者出现晕厥。还有一些晕厥与主动脉瓣狭窄继发的恶性心律失常、低血压等有关。

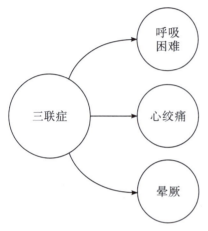

图 6-11 主动脉瓣狭窄病理生理机制

讨论问题二：主动脉瓣狭窄患者的超声评价标准

利用超声心动图评估主动脉瓣狭窄患者的病情时，应结合多种指标综合评估，主要包括以下内容：

超声观察内容：主动脉瓣叶数量、钙化程度及分布。

超声测量内容：跨主动脉瓣峰值流速、平均跨瓣压差、主动脉瓣环、左心室流出道、主动脉窦部和升主动脉内径、冠状动脉开口位置（高度）、主动脉瓣有效瓣口面积（EOA）。

同时还要关注其他瓣膜病变、左心室大小和功能。

第三节 心肌病

> **病例3** 扩张型心肌病
>
> 患者52岁，中年男性。
>
> 主诉：反复咳嗽3年余，突发气促4天，加重2天。
>
> 【分析】中年男性，原有咳嗽症状基础上，突发气促，应注意鉴别心源性和其他原因导致的气促。在了解患者发病特点、既往病史、有无心力衰竭等基础上综合进行诊断与鉴别诊断。

一、病史采集

现病史：患者近3年无明显诱因出现反复咳嗽气促，咳少量白色稀痰，自诉咳嗽后气促症状加重，休息后可缓解。不伴喘息、发热、咽喉疼痛等，未予诊治。4天前淋雨后出现胸闷、气促，白天症状较轻，夜间平躺时明显，仍伴有咳嗽、咳痰，咳少量白色黏痰，伴双下肢轻度水肿。无发热、胸痛、心悸，无头晕、头痛、乏力，无腹痛、腹泻等不适。2天前患者活动后胸闷、气促较前加重，端坐呼吸，不能平卧，自觉全身大汗、四肢乏力，仍有少量咳嗽、咳痰，无发热，无胸痛、心悸。休息后上述症状可稍缓解，夜间不能平卧入睡，需垫高床头。至某医院就诊，查BNP：3125.2 pg/ml。心脏彩超提示：LVEF：32%，全心增大，室壁运动幅度减低，扩张型心肌病待排，二尖瓣、三尖瓣关闭不全。予强心利尿、控制心率、调脂等对症处理后患者胸闷、气促症状较前稍缓解。现为求进一步诊治，至我院门诊就诊，门诊拟"全心增大，扩心病待排？"收入我科。患者自起病以来，精神一般，胃口较差，睡眠欠佳，小便较前明显减少，近期体重无明显变化。

既往史：10余年前因四肢末端片状白斑于外院诊断"白癜风"，否认冠心病、高血压、糖尿病及其他病史，否认肝炎、结核传染病史。20余年前左肘关节脱位病史，否认外伤、输血史。

个人史：自述"蚕蛹、海鲜"过敏史，否认药物过敏史，预防接种史不详。

婚育史、家族史无特殊。

【病史问诊思路】 初步采集病史后，患者咳嗽、咳痰为前驱症状，近期活动后出现气促，伴夜间不能平卧。结合外院辅助检查结果，需要考虑从三个方面进行问诊：①患者反复咳嗽、气促的病因。与支气管哮喘、慢性支气管炎鉴别，着重问诊患者咳嗽气促的诱因，确定有无异物吸入、冷空气吸入或发热、劳累等诱因。既往史着重吸烟史、粉尘接触史、心脏疾病史等。②本次症状加重的病因及发病特点。确定有无夜间呼吸困难、运动耐量降低、粉红色泡沫样痰等心源性呼吸困难的特点，有无肺部感染加重、呼吸道传染病接触史、误吸、呛咳、黄脓痰、咯血、咽喉疼痛等肺源性呼吸困难的特点。③患者近期呼吸困难加重，应对心功能进行评级。

二、体格检查

体温：36.8 ℃，心率：126 次/分，呼吸：15 次/分，血压：117/90 mmHg。被动体位，端坐呼吸，颈静脉充盈，胸廓无畸形，双手及双小腿片状白斑，呼吸运动对称，语颤对称，双肺叩诊音清，双下肺可闻及湿啰音，未闻及干啰音。心界向左扩大，可见抬举性心尖波动。HR：126 次/分，律不齐，心音低钝，可闻及奔马律，胸骨左缘第四、五肋间可闻及 2/6 级吹风样杂音。其余各瓣膜听诊区未闻及明显杂音。腹软，无明显压痛及反跳痛，肝脾未触及肿大。四肢、脊柱无畸形，活动正常，双下肢轻度水肿，无关节强直及杵状指。生理反射正常存在，病理反射未引出。

【体格检查要点】 患者因气促加重入院，体格检查除基本生命体征（血压、心率、呼吸和体温）外，心肺的体格检查是诊断与鉴别诊断的重要内容，主要包括视诊颈静脉充盈情况、触诊心尖搏动点的位置，以及判断双侧语音震颤情况，叩诊心界、肺界，听诊心音、心脏杂音、双肺呼吸音等。同时视诊双下肢有无水肿、触诊肝脾。除上述查体外，还需要关注病情严重程度的判断，确定是否有心源性休克的可能性，密切监测血压变化，触诊四肢皮温，观察尿量情况。

三、诊疗经过

患者入院后完善相关检查。呼吸道感染为患者本次入院的主要诱因，结合患者血象升高，应积极运用抗生素控制感染。另外需要鉴别扩心病、缺血性心肌病以及心脏瓣膜病等基础疾病。目前 NYHA 功能分级为Ⅲ级，依据 ACCF/AHA 指南属于 C 级心力衰竭（见表 6 - 9）①，因此应积极用药物控制心力衰竭，包括通过利尿和扩血管控制心力衰竭症状，以及给予 β 受体阻滞剂、血管紧张素转换酶抑制剂（ACEI）或血管紧张素受体拮抗剂（ARB）以及螺内酯等药物逆转左心室重构，改善心力衰竭患者远期预后。检验检查结果如下：

血常规：单核细胞绝对值：0.85×10^9/L↑，嗜中性粒细胞绝对值：6.86×10^9/L，白细胞：10.26×10^9/L↑。

心肌损伤标志物：脑钠肽（proBNP）：2000 ng/L↑，D - 二聚体：1330 microg/L↑，肌钙蛋白 I < 0.001 microg/L。

风湿四项 + 生化全套：丙氨酸氨基转换酶（ALT）：82 U/L↑，补体 C1q：152 mg/L，总胆固醇（TCHOL）：5.36 mmol/L↑，肌酸激酶（CK）：183 U/L↑，γ_谷氨酰基转移酶（γ_GT）：72 U/L↑，超敏 C 反应蛋白：4.98mg/l，钾（K）：3.23 mmol/L↓，低密度脂蛋白 C（LDL_c）：3.75 mmol/L↑，尿酸（URIC）：514 umol/L↑。

凝血四项、PCT、血沉结果未见明显异常。

常规心电图：快速型心房颤动（见图 6 - 12）。

胸片：心影增大，双肺可见少量渗出（见图 6 - 12）。

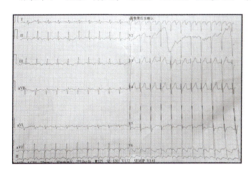 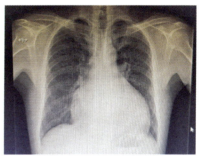

图 6 - 12　患者入院时心电图提示快速型心房颤动，胸片提示心影增大，"球形心"

心脏彩超：左心室增大，室壁运动普遍低平，请结合临床。左心房增大，室间隔增厚，注意有无高血压。MI（轻）、TI（中）、PH（轻）。左心室射血分数降低，LVEF：21%（见图 6 - 13）。

---

① HEIDENREICH P A, BOZKURT B, AGUILAR D, et al. 2022 AHA/ACC/HFSA guideline for the management of heart failure: executive summary: a report of the American College of Cardiology/American Heart Association Joint Committee on clinical practice guidelines [J]. Circulation, 2022, 145 (18): e876 - e894.

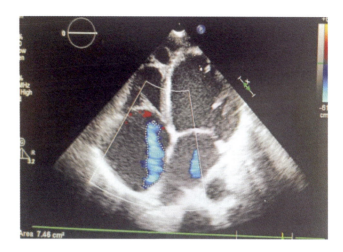

图 6-13 心脏彩超提示左心室增大，LVEF 降低，三尖瓣反流（轻）

彩超甲状腺、甲状旁腺及颈部淋巴结：双侧甲状腺增大，右叶中部低回声结节伴钙化，性质待定（C-TIRADS 4A 级），建议定期复查。余甲状腺内见混合回声结节，考虑结节性甲状腺肿可能性大（C-TIRADS 3 级）。

心血管颈动脉（颈总 A+颈内、外动脉+椎动脉）彩超：双侧颈总动脉粥样硬化并右侧多发斑块形成。双侧椎动脉未见异常。

心血管腹部大血管彩超：腹主动脉血流通畅，未见夹层及动脉瘤征象。

心血管肾及肾动脉彩超：双侧肾动脉未见异常。

心血管肾上腺彩色多普勒超声常规检查：双侧肾上腺区未见明显占位。

肝胆胰脾：肝大小正常，肝内多发囊肿。胆脾胰未见异常。

胸部 CT：双肺散在磨玻璃及实性微小结节，建议定期复查（6~12 个月）；右肺中叶及左肺下叶少许纤维条索灶；心脏增大，左心为著；主动脉粥样硬化；肝脏多发囊肿；双肾小囊肿。

冠状动脉造影结果：左冠状动脉优势型，LM（-），LAD 散在斑块，前向血流 TIMI 3 级；LCX 未见明显狭窄，前向血流 TIMI 3 级；RCA 未见明显狭窄，前向血流 TIMI 3 级。

动态心电图：异位心律、心房颤动，频发室性早搏，部分三联律，部分成对，短阵室性心动过速，部分 T 波改变，心室晚电位，阴性。

表 6-9 ACCF/AHA 指南的分级

A 级	心力衰竭高危人群，比如高血压、糖尿病，但没有器质性心脏病
B 级	器质性心脏病患者，但没有心力衰竭的症状和体征
C 级	器质性心脏病患者，现在或既往有心力衰竭的症状和体征
D 级	需要特殊干预的顽固性心力衰竭患者

四、病例解析

（一）病例特点

患者中年男性，既往反复咳嗽、咳痰病史，本次着凉后突然气促，伴有夜间不能平卧等症状。体格检查：双肺呼吸音粗，左下肺可闻及少量湿啰音。心界向左下扩大，HR：126次/分，律不齐，心音低钝，第一心音强弱不等，二尖瓣听诊区可闻及收缩期吹风样杂音。心脏彩超结果提示左心室增大，室壁运动普遍低平，左室射血分数降低，LVEF：21%。血液学检查指标提示白细胞、脑钠肽升高。

（二）初步诊断与依据

初步诊断：①扩张性心肌病，左心室增大，二尖瓣关闭不全（中度），心房扑动，心房颤动，频发室性早搏，短阵室性室速，心功能Ⅲ级；②冠状动脉粥样硬化；③肺部感染；④肝囊肿；⑤甲状腺结节；⑥前列腺增生；⑦白癜风；⑧肝功能检查的异常结果；⑨肾上腺皮质腺瘤（左）。

诊断依据：①中年男性，既往反复咳嗽、咳痰病史，本次着凉后突然气促，伴有夜间不能平卧等症状。②心脏彩超结果提示左心房、左心室增大，室壁运动普遍低平，左心室射血分数降低，LVEF：21%；冠状动脉造影结果提示冠状动脉硬化；血液学检查指标提示白细胞、脑钠肽升高。③反复咳嗽，突发气促，考虑为慢性心力衰竭急性加重所致，患者动态心电图提示频发室性、短阵室速。

【分析】扩张型心肌病是排除性诊断，根据患者心脏彩超检查结果符合DCM"一大（心腔增大）二小（瓣膜开口相对减小）三薄（心室壁变薄）"的特点，需通过鉴别诊断进一步排除缺血性心肌病及其他类型心肌病。根据冠状动脉造影结果，不考虑患者心脏结构和功能改变为缺血导致。彩超结果不具备限制型和肥厚型心肌病的特点，因此诊断为扩张型心肌病。

表6-10 扩张型心肌病的鉴别诊断

	扩张型心肌病	缺血性心脏病	肥厚型心肌病	限制性心肌病
特点	心室扩张伴有收缩功能受损	长期心肌缺血导致心脏增大	心室肌尤其是室间隔不对称性肥厚	心内膜心肌纤维形成
症状	逐渐出现呼吸困难，伴心悸、胸闷等	反复胸闷、胸痛，伴呼吸困难、心力衰竭等	劳力性心绞痛，伴头晕、乏力、晕厥	右心衰竭导致纳差、腹胀水肿等

（续上表）

	扩张型心肌病	缺血性心脏病	肥厚型心肌病	限制性心肌病
体征	心界扩大、心率快时可闻及奔马律	心界向左下扩大	有梗阻，胸骨左缘3~4肋间喷射性收缩期杂音	肝脾肿大、腹腔积液、颈静脉怒张
彩超检查特点	一大二小三薄、室壁运动普遍低平、LVEF降低	以左心增大为主，室壁运动节段性变薄、减弱，室壁瘤形成	左心室心肌任何节段或多个节段室壁厚度 > 15 mm，可伴有流出道梗阻	心房增大、心肌弥漫性增厚、毛玻璃样改变、舒张功能下降，可见心包积液
其他	心肌活检、心脏MR检查	冠状动脉造影检查	心态MR、心内导管检查	心肌活检

（三）下一步治疗方案

扩张型心肌病的治疗旨在阻止基础病因介导的心肌损害，阻断造成心力衰竭加重的神经体液机制，去除心力衰竭加重的诱因，控制心律失常，预防猝死和各种并发症的发生，如血栓栓塞，提高临床心功能、生活质量和延长生存。

本例患者因肺部感染诱发并加重心力衰竭，因此该患者急性期主要的治疗目标是控制诱发因素，改善心脏功能。药物治疗方案如下：

抗感染：莫西沙星 0.4 g qd ivgtt。

增强心肌收缩力：去乙酰毛花苷 0.2 mg qd iv。

改善心室重构：沙库巴曲缬沙坦 50 mg bid po；β 受体阻滞剂 47.5 mg qd po；安体舒通 20 mg qd po；达格列净 5 mg qd po。

利尿减轻心脏负荷：呋塞米 20 mg qd po。

纠正电解质紊乱：氯化钾缓释片 500 mg bid po。

抗凝治疗：利伐沙班 15 mg qd po。

五、病例贯通与拓展

讨论问题一：扩张型心肌病的病因诊断

扩张型心肌病（DCM）是一类异质性心肌病，是导致慢性心力衰竭最常见的原因之一，严重时可并发致命性心律失常和猝死。中华医学会心血管病学分会联合中国心肌炎心肌病协作组共同制定的《中国扩张型心肌病诊断和治疗指南》充分引用了中国专家研究DCM的临床证据，为DCM的诊断和治疗带来了一些创新的理念与方法。① 依据不同的病因，DCM 可以分为以下几类：

1. 家族性 DCM（FDCM）

符合 DCM 临床诊断标准，具备下列家族史之一者即可诊断：①一个家系中（包括先证者）有≥2 例 DCM 患者；②在 DCM 患者的一级亲属中有尸检证实为 DCM，或有不明原因的 50 岁以下猝死者。

推荐开展 DCM 遗传标记物检测，为 DCM 基因诊断提供证据（Ⅰ类推荐）；FDCM 患者中抗心肌抗体（AHA）的阳性检出率为 60%，推荐常规检测 AHA（Ⅰ类推荐）。

2. 获得性 DCM

我国常见的获得性 DCM 有如下几种类型：

（1）免疫性 DCM：符合 DCM 临床诊断标准，血清免疫标志物 AHA 检测为阳性，或具有以下 3 项中的 1 项证据：存在经心肌活检证实的有炎症浸润的 VMC 病史；存在心肌炎自然演变为心肌病的病史；肠病毒 RNA 的持续表达。

对于心脏扩大的心力衰竭患者，推荐常规检测 AHA，可提供 DCM 免疫诊断、指导选择针对性治疗策略以及预测 DCM 猝死和死亡风险（Ⅰ类推荐）。

（2）酒精性心肌病（ACM）：符合 DCM 临床诊断标准，长期大量饮酒（WHO 标准：女性 >40 g/d，男性 >80 g/d，饮酒 >5 年），既往无其他心脏病病史，早期发现并戒酒 6 个月后 DCM 的临床症状得到缓解。饮酒是导致心功能损害的独立因素，建议戒酒 6 个月后再作临床状态评价。

（3）围生期心肌病（PPCM）：符合 DCM 临床诊断标准，多发生于妊娠期的最后 1 个月或产后 5 个月内。AHA 在 46%～60% 的 PPCM 患者中检测为阳性，推荐常规检测嗜心肌病毒和 AHA（Ⅰ类推荐）。

（4）心动过速性心肌病（TCM）：符合 DCM 临床诊断标准，具有发作时间≥每天总时间的 12%～15% 的持续性心动过速，包括窦房折返性心动过速、房性心动过速、持续性交界性心动过速、心房扑动、心房颤动和持续性室性心动过速等，心室率多大于 160 次/分，少数可能只有 110～120 次/分，其与个体差异有关。

3. 特发性 DCM

符合 DCM 临床诊断标准，病因不明。有 41%～85% 的特发性 DCM 患者的 AHA 检测为阳性，推荐检测 AHA（Ⅰ类推荐）。

4. 继发性 DCM

我国常见心肌病有以下几种类型：①自身免疫性心肌病：符合 DCM 临床诊断标准，具有系统性红斑狼疮、胶原血管病或白塞氏病等证据。②代谢内分泌性

---

① 杨杰孚，廖玉华，袁璟，等. 中国扩张型心肌病诊断和治疗指南［J］. 临床心血管病杂志，2018，34（5）：421 – 434.

和营养性疾病继发的心肌病:符合DCM临床诊断标准,具有嗜铬细胞瘤、甲状腺疾病、肉毒碱代谢紊乱或微量元素(如硒)缺乏导致心肌病等证据。③其他器官疾病并发心肌病:如尿毒症性心肌病、贫血性心肌病或淋巴瘤浸润性心肌病等,符合DCM临床诊断标准。

讨论问题二:扩张型心肌病的介入治疗方法

1. 心脏再同步化治疗(双心室同步起搏,CRT)

DCM心力衰竭患者心电图显示QRS波时限延长>150 ms,提示存在心室收缩不同步,可导致心力衰竭的病死率增加。对于存在左右心室显著不同步的心力衰竭患者,CRT可恢复正常的左右心室及心室内的同步激动,减轻二尖瓣反流,增加心输出量,改善心功能。CRT适用于窦性心律且QRS≥150 ms伴左束支传导阻滞,经标准和优化的药物治疗后仍持续有症状且LVEF≤35%的患者(Ⅰ类推荐,A级证据)。CRT与普通起搏器不同,共有三个电极,一心房电极植入右心耳,右室电极植入右心室间隔部,左心室电极植入冠状静脉窦(见图6-14)。①

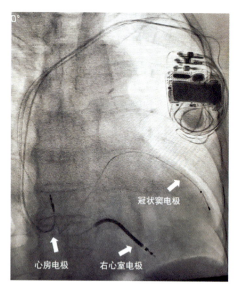

图6-14 心脏再同步化治疗

2. 心脏自动复律——除颤器(ICD)

恶性心律失常及其导致的猝死是DCM的常见死因之一,ICD能降低猝死率,可用于心力衰竭患者猝死的一级预防;亦可降低心脏停搏存活者和有症状的持续

---

① 王华,梁延春. 中国心力衰竭诊断和治疗指南2018[J]. 中华心血管病杂志,2018,46(10):760-789.

性室性心律失常者的病死率，即作为心力衰竭患者猝死的二级预防。

一级预防：对于经过≥3个月的优化药物治疗后仍有心力衰竭症状，LVEF≤35%且预计生存期>1年，状态良好的 DCM 患者推荐 ICD 治疗（Ⅰ类推荐，B级证据）。

二级预防：对于曾发生室性心律失常伴血流动力学不稳定且预期生存期>1年的状态良好的 DCM 患者推荐 ICD 治疗，降低 DCM 的猝死及全因死亡风险（Ⅰ类推荐，A级证据）。①

3. 植入术心脏收缩力调节器（Cardiac Contractility Modulation，CCM）

CCM 通过微创手术将刺激电极植入患者心室，在心脏搏动的绝对不应期释放电刺激，这种电刺激不会改变患者心律，但是可以通过一系列信号通路改善心肌的生理状态，增强心室肌的收缩力，改善心力衰竭患者的心脏功能和临床症状。主要适用于心电图窄（QRS<130 ms），25%≤LVEF≤45%，药物疗效后仍有症状的患者。CCM 主要由脉冲发生器、体外充电器和程控仪三部分组成（见图6-15）。②

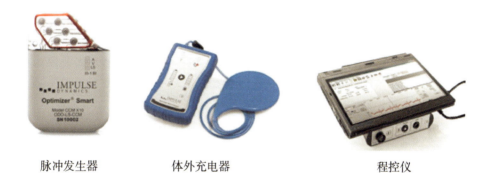

脉冲发生器　　　　体外充电器　　　　　程控仪

图6-15　CCM 的主要组成部分

4. 左心室辅助装置（Left Ventricular Assist Device，LVAD）

近年来，随着药物和非药物治疗的广泛开展，多数 DCM 患者的生活质量和生存率得到提高，但部分患者尽管采用了最佳治疗方案，仍发展至心力衰竭晚期，在等待心脏移植期间可考虑使用左心室辅助装置进行短期过渡治疗（Ⅱa类推荐，

---

① 王华，梁延春. 中国心力衰竭诊断和治疗指南2018［J］. 中华心血管病杂志，2018，46（10）：760-789.

② 同上。

B级证据)（见图6-16）。① 左心室辅助装置使血流由左心房或左心室流出，然后送至主动脉。血液泵的流入口和流出口装有阻止血液逆流的人工瓣膜，用压缩空气作动力驱动血液，驱动装置是正压、负压发生装置，心搏量、空气压、动作时间均可独立调整，同时装有与心电图同步的自动调节装置。

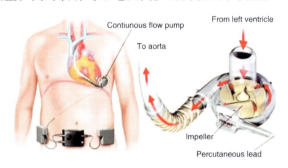

图6-16 左心室辅助装置

病例4 肥厚型梗阻性心肌病

患者57岁，中年男性。

主诉：反复胸痛2年余。

【分析】中年男性，反复胸痛。应注意鉴别心源性和其他原因导致的胸闷、胸痛。在了解患者发病特点、既往病史、有无冠心病高危因素的基础上综合进行鉴别诊断。

一、病史采集

现病史：患者2年前无明显诱因反复出现胸痛，为心前区隐痛，不伴向左肩（颈部、上颌部、手臂、后背）放射痛。间有心悸，偶有左指麻痹，不伴胸闷、呼吸困难，无发热，无反酸烧心，无恶心、呕吐，无晕厥、黑矇，曾就诊于外院，行心电图等相关检查（具体不详），症状缓解不明显。患者自诉活动后症状加重，休息后可缓解。为求进一步诊治拟"冠心病？"收入我科。患者精神、胃纳可，睡眠欠佳，二便正常，体重无明显增减。

既往史：诉有"乙肝病毒携带者"病史数年（具体不详）。否认高血压、糖尿病、冠心病等慢性病病史，否认结核等传染病史。1983年外院行"阑尾切除术"，否认外伤史。

---

① 王华，梁延春. 中国心力衰竭诊断和治疗指南2018［J］. 中华心血管病杂志，2018，46（10）：760-789.

个人史：否认输血史，否认食物、药物过敏史。预防接种史不详。

家族史、婚育史无特殊。

【病史问诊思路】 反复胸痛患者首先需要围绕胸痛问诊，排除高危胸痛。对一些有家族性心脏猝死病史的患者需进一步评估肥厚型心肌病发生可能性，问诊内容主要包括晕厥、胸痛、心悸、心力衰竭相关症状等。

二、体格检查

体温：36.3 ℃，心率：98 次/分，呼吸：19 次/分，血压：141/81 mmHg。发育正常，营养中等，神志清楚，查体配合。全身皮肤黏膜无黄染及瘀斑，胸前区无异常隆起。律齐，胸骨左缘 3~4 肋间可闻及收缩喷射样杂音、心尖部可闻及收缩期吹风样杂音。心脏其他瓣膜区未闻及杂音，未闻及心包摩擦音。双肺呼吸音清，未闻及明显干湿啰音及哮鸣音，双下肢无明显水肿。

【体格检查要点】 体格检查可见心脏轻度增大，可闻及第四心音。流出道梗阻患者可于胸骨左缘第 3~4 肋间闻及较粗糙的喷射性收缩期杂音。心尖部也常可听到收缩期杂音，这是因为二尖瓣前叶移向室间隔导致二尖瓣关闭不全。

三、诊疗经过

接诊该患者时，患者胸痛症状较前明显缓解，给予完善十二导联心电图、心脏彩超等检查，给予抗血小板聚集、控制心室率、降脂稳定斑块、控制血压等治疗。检验检查结果如下：

心肌损伤标志物：脑钠肽（proBNP）：64 ng/L、肌钙蛋白Ⅰ：<0.010 microg/L、D-二聚体：50 microg/L。

血常规：血红蛋白：116.40 g/L↓、白细胞：7.57×10^9/L。

病毒全套：乙肝核心抗体（HBcAb）：10 PEIU/mL、乙肝 e 抗体（HBeAb）：4 PEIU/mL、乙肝表面抗原（HBsAg）：225 ng/mL。

常规心电图：①窦性心律；②完全性右束支传导阻滞；③ST-T 改变；④左心室高电压（见图 6-17）。

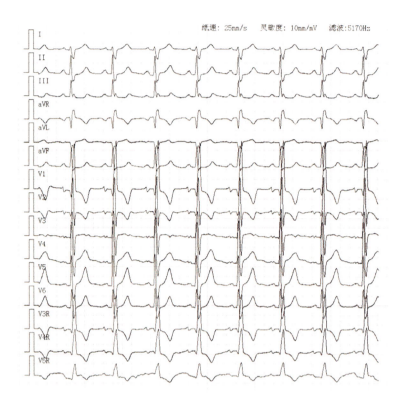

图 6-17 入院心电图

心脏彩超：室间隔增厚，左心室后壁不厚，IVS/LVPW=1.5，"SAM"征阳性，左心室流出道流速 427 cm/s，PG：71 mmHg。LVEF：72%。A/E=75／90=0.83。诊断：符合肥厚型心肌病。左心室流出道梗阻。MI（中）、TI（轻）、PH（轻）（见图 6-18）。

冠状动脉造影：右冠状动脉优势型，LM（-），LAD 近段斑块，中段可见肌桥，收缩期压迫约 30%，前向血流 TIMI 3 级；LCX 未见明显狭窄，前向血流 TIMI 3 级；RCA 中段斑块，未见明显狭窄，前向血流 TIMI 3 级。

心脏 MR：左心房增大，右心房稍大；心尖部及室间隔基底部心肌不对称增厚，考虑肥厚型心肌病并流出道梗阻；二尖瓣反流（中度）。

第六章 结构性心脏病

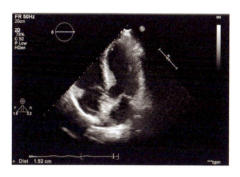
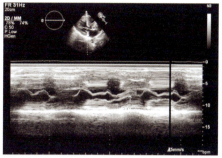
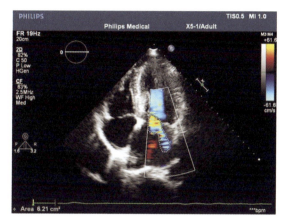

图6-18 首次入院时心脏彩超

四、病例解析

（一）病例特点

患者为中年男性，慢性病程。无明显诱因反复出现胸痛，为心前区隐痛，不伴明显放射痛。自诉活动后症状加重，休息后可缓解。既往无高血压、冠心病病史。心脏听诊。入院后心电图提示 T 波改变。心脏彩超提示室间隔增厚，左心室流出道梗阻，MI（中度），左心室舒张功能降低。

（二）初步诊断与依据

初步诊断：①肥厚型梗阻性心肌病，二尖瓣反流（中度），心功能Ⅱ级；②冠状动脉粥样硬化；③冠状动脉肌桥；④颈动脉硬化。

诊断依据：①中年男性无明显诱因反复出现胸痛；②胸骨左缘 3~4 肋间可闻及收缩期喷射样杂音、心尖部可闻及收缩期吹风样杂音；③心脏彩超提示室间隔增厚，左心室流出道梗阻，MI（中），左心室舒张功能降低。④心脏 MR 提示左心房增大，右心房稍大；心尖部及室间隔基底部心肌不对称增厚，考虑肥厚型心肌病并流出道梗阻；二尖瓣反流（中度）。

【分析】肥厚型心肌病（Hypertrophic Cardiomyopathy，HCM）是临床上较常见的遗传性疾病，全球发病率为 0.2%～0.5%，估计患者总数为 1500 万～2000 万。其中，约 70% 为肥厚型梗阻性心肌病（oHCM）。oHCM 患者因心肌过度收缩，心室壁肥厚引起左心室流出道（LVOT）梗阻、心输出量不足，从而引起运动耐力下降、呼吸困难等症状。根据胸痛症状，结合辅助检查结果，初步判断本例患者符合 HCM 的诊断。在不伴其他致心肌肥厚的代谢性或系统性疾病（如高血压或瓣膜病）的情况下，超声心动图和心脏磁共振显示左心室肥厚且无扩张，则提示肥厚型心肌病。对于成人患者，HCM 的诊断依据为左心室任何节段的室壁厚度≥15 mm。对于有 HCM 家族史的患者，或基因检测结果为阳性的患者，左心室壁厚度为 13～14 mm 即可诊断 HCM（见图 6-19）。

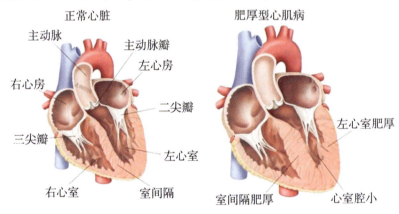

图 6-19　正常心脏与肥厚型心肌病的心脏的结构对比

（三）下一步治疗方案

体格检查于胸骨左缘第 3～4 肋间闻及粗糙的收缩期喷射性杂音，二尖瓣听诊区可闻及吹风样病理性杂音。心脏彩超：二尖瓣前叶"SAM"征阳性，左心室流出道梗阻，MI（中），左心室舒张功能降低，左心室流出道流速 427 cm/s，PG：71 mmHg。符合肥厚型心肌病，左心室流出道梗阻。予药物治疗，控制心室率后行室间隔化学消融术。术中使用无水酒精消融间隔支，造成室间隔局部可控心梗。术中患者左心室压力与主动脉窦部压力阶差由术前的 70 mmHg 降至 5 mmHg，流出道流速由 3.8 m/s 降至 1.3 m/s（见图 6-20）。术后复查心脏彩超示间隔增厚，左心室后壁不厚，IVS/LVPW=1.3，左心室流出道 Vmax：131 cm/s，PG：7 mmHg，"SAM"征阴性（见图 6-21）。

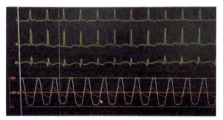 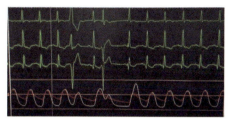

图6-20 术前术后压力曲线对比。术前左心室压力（白线）与主动脉窦部压力曲线（红线），术后可见两者重合，压力阶差明显减少

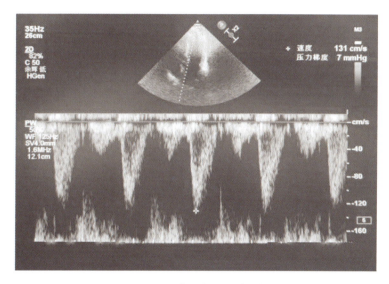

图6-21 术后复查心脏彩超

五、病例贯通与拓展

讨论问题一：什么是经皮室间隔化学消融术？其用于治疗肥厚型梗阻性心肌病的机制是什么？适应证及禁忌证范围是什么？

经皮室间隔化学消融术（Percutaneous Transluminal Septal Myocardial Ablation，PTSMA）是一种介入治疗手段，其原理是通过导管注入无水酒精，闭塞冠状动脉的间隔支，使其支配的肥厚室间隔心肌缺血、坏死、变薄、收缩力下降，使心室流出道梗阻消失或减轻，从而改善 HCM 患者的临床症状。①

1994 年英国医生 Sigwart 首次将 PTSMA 应用于临床。由于创伤小、操作方便，这种技术现已在世界范围广泛开展。由此，PTSMA 逐渐成为梗阻性 HCM 患者室间隔心肌切除术的替代治疗，此治疗的目的是"人为"造成室间隔近端局部心肌的梗死，使肥厚的室间隔于收缩期增厚凸向左心室流出道的程度减轻，从而缓解左心室流出道梗阻。PTSMA 操作技术的关键是确定靶间隔支，间隔支的大小及分布差异很大，20% 的患者的第 1 间隔支供应右心室的游离壁，40% 的患者的瓣下室间隔不是完全由第 1 间隔支供应，5% 的患者不能确定靶间隔区域。室间隔由多个细小间隔支供应，则操作难度较大，如果室间隔非常厚且间隔支呈网状，多倾向于外科切除。心肌声学造影（MCE）可明显减少 PTSMA 误消融。②

PTSMA 最理想的适应证：局限性的基底段肥厚、基底段明显的单个间隔支。

表 6-11　PTSMA 最佳适应证临床特点及解剖学或生理学特点

临床特点	解剖学或生理学特点
优化药物治疗的基础上仍有严重症状（如心功能 NYHA Ⅲ~Ⅳ级，心绞痛 CCS 或反复发作先兆晕厥或晕厥）	在优化药物治疗的基础上，主动脉下压力阶差仍 ≥50 mmHg（经多普勒超声心动图测量，基础水平或激发后水平）
症状为轻中度，但反复发作先兆晕厥或晕厥或者因反复发作性阵发性房颤而有呼吸困难症状	主动脉下梗阻是由于二尖瓣或相关结构的收缩期前向运动
主要与流出道梗阻相关的或慢性流出道梗阻所致的临床症状	存在供应左心室流出道梗阻相关心肌血流的室间隔支
预期寿命大于 1 年，不合并严重的且独立的限制心肺功能状态，或者限制由解除流出道梗阻所得获益的合并症（如严重痴呆、无活动能力者）	室间隔梗阻相关部位厚度 >15 mm

PTSMA 的禁忌证：严重的二尖瓣或相关结构异常造成的压力阶差，或者流出道或瓣膜以上部位存在异常的膜状物；向心性心肌肥厚造成的心室中部梗阻，

---

① 国家心血管病中心心肌病专科联盟，中国医疗保健国际交流促进会心血管病精准医学分会"中国成人肥厚型心肌病诊断与治疗指南 2023"专家组. 中国成人肥厚型心肌病诊断与治疗指南 2023 [J]. 中国循环杂志，2023，38（1）：1-33.

② OMMEN S R, MITAL S, BURKE M A, et al. 2020 AHA/ACC guideline for the diagnosis and treatment of patients with hypertrophic cardiomyopathy: executive summary: a report of the American College of Cardiology/American Heart Association Joint Committee on clinical practice guidelines [J]. Circulation，2020，142（25）：e533-e557.

与二尖瓣无关；严重冠状动脉疾病，存在冠状动脉旁路移植术指征；主动脉瓣重度狭窄（或其他瓣膜病变），存在外科手术指征；室间隔梗阻相关部位>30 mm。

讨论问题二：肥厚型梗阻性心肌病可以与什么疾病进行鉴别？与主动脉瓣重度狭窄鉴别要点有哪些？

高血压心肌肥厚和主动脉瓣狭窄是获得性左心室肥厚的最常见病因。高血压心肌肥厚多为左心室对称性肥厚，根据病史及临床特征多可鉴别。而主动脉瓣狭窄在收缩期杂音位置较高，超声心动图检查可发现主动脉瓣病变。在怀疑肥厚型梗阻性心肌病时应注意排除这两种疾病。与主动脉瓣重度狭窄鉴别要点可见表6-12。

另外，还有其他原因造成的心肌肥厚，比如糖原贮积病、Anderson-Fabry病、线粒体疾病等，可结合临床特征、实验室检查和其他影像学，必要时做基因检测进一步明确。

总之，HCM成人诊断标准为左心室任何一个或多个节段室壁厚度≥15 mm并且排除其他继发原因。HCM患者超声心动图主要表现为心肌肥厚，伴或不伴有左心室流出道或心室腔内梗阻及二尖瓣反流。心脏功能以舒张功能异常为主，早期可出现局部心肌亚临床收缩功能异常。

表6-12 肥厚型梗阻性心肌病与主动脉瓣重度狭窄鉴别要点

	主动脉瓣重度狭窄	肥厚型梗阻性心肌病
第一心音（S1）	正常	正常
第二心音（S2）	减弱、缺如，严重者有逆分裂	正常
第三、第四心音（S3、S4）	无	可闻及
收缩期喷射样杂音	呈递增递减型，心底部最响，可向颈动脉、胸骨下缘传导，伴震颤	心尖、胸部左缘第4肋间可有收缩期递减喷射性杂音，可伴震颤
伴发病及杂音	相对性主动脉瓣关闭不全，胸骨左缘3、4肋间轻度舒张，早期吹风样杂音	二尖瓣关闭不全，心尖部全收缩期吹风样杂音
心电图	左心房增大、左心室增厚	
胸片	左心房增大、左心室增大合并心力衰竭	
心脏彩超	主动脉瓣缘增厚、开放受限、瓣口面积减少	心室不对称性肥厚，主动脉瓣没有明显病变

第四节 先天性心脏病

病例 5　室间隔缺损

患者 37 岁，中年男性。

主诉：体检发现心脏杂音 11 天。

【分析】患者为中年男性，11 天前体检发现心脏杂音，行心脏超声心动图提示：室间隔缺损（嵴下型，左向右分流）。根据超声心动图检查结果基本可以确诊，下一步的病史采集和体格检查过程中除了围绕上述疾病诊断以外，也应注意鉴别诊断。

一、病史采集

现病史：患者 11 天前于我院体检发现心脏杂音，超声心动图提示：先天性心脏病——室间隔缺损（嵴下型，左向右分流）。自诉偶感心悸，无明显诱发及缓解因素，无胸闷、胸痛，无乏力、头晕，无恶心、呕吐，无腹胀、腹泻，无发热、寒战等。自发病以来，精神、睡眠、胃纳一般，大小便正常，近来体重未见明显增减。

既往史：患者否认高血压、糖尿病、慢性肾病及其他病史，否认传染病史，否认手术及外伤史，否认输血史。

个人史：否认药物及食物过敏史，预防接种史不详。

家族史：否认家族中相关遗传疾病史。

【病史问诊思路】本病在室间隔缺损小、分流量小的患者中可表现为无症状，患者生长发育不受影响。而室间隔缺损大者可表现为发育不良、劳累后心悸、气喘、咳嗽、乏力、肺部感染等症状，病程发展至后期可有心力衰竭。当肺动脉压显著增高而有右至左分流时可有发绀、杵状指（趾）。同时本病易发生感染性心内膜炎，少数可伴有心脏传导阻滞。因此在病史问诊中可着重围绕上述症状展开，并询问既往是否常出现发热、皮肤瘀点、黏膜出血或动脉栓塞等与感染性心内膜炎相关症状，以及心悸、胸闷、头晕、头疼、血压下降等与心脏传导阻滞相关症状。本病具一定遗传倾向,问诊时注意询问家族史。

二、体格检查

体温:36.5 ℃,心率:115 次/分,呼吸:18 次/分,血压:140/81 mmHg。发育正常,营养中等,正常面容,神志清楚,查体配合。全身皮肤无发绀、瘀斑,黏膜无黄染。胸前区无异常隆起,胸骨左缘第 3、4 肋间可触及收缩期细震颤,心律齐,心音低钝,无心音分裂,A2 = P2,无额外心音,胸骨第 3、4 肋间可闻及Ⅳ级全收缩期吹风样杂音,未闻及心包摩擦音。双肺呼吸音清,未闻啰音。腹软,无压痛、反跳痛,未触及肿块。四肢关节无红肿,无杵状指(趾),双下肢无水肿。

【体格检查要点】胸骨左缘第 3、4 肋间收缩期杂音为本病特征性体征,本病的肺动脉高压可由于先天性缺陷使胎儿期中肺循环的高阻力状态持续至出生后 1~2 年仍不转为低阻力状态而引起,病婴的肺小动脉中膜增厚,肺动脉阻力持续增高,在儿童期即可出现发绀。体格检查中需注意本病较典型的体征。

(1)胸骨左缘第 3、4 肋间有响亮而粗糙的全收缩期吹风样杂音,其响度常可达Ⅳ~Ⅴ级,常将心音掩没,几乎都伴有震颤。此杂音可在心前区广泛传播,也可较为局限。

(2)缺损大的患者,发育较差,可有心脏增大、心尖搏动增强、肺动脉瓣区第二心音亢进与分裂等,心尖区有舒张期隆隆样杂音(相对性二尖瓣狭窄)。

(3)肺动脉显著高压的患者,胸骨左缘第 3、4 肋间的收缩期杂音减轻,但在肺动脉瓣区可有舒张期吹风样杂音(相对性肺动脉瓣关闭不全),第二心音亢进,有右至左分流时有发绀和杵状指(趾)。

三、诊疗经过

入院后予完善血常规、心肌损伤标志物、生化、血脂、凝血等检验,心电图、超声心动图等检查。检验检查结果如下:

血常规 + CRP:白细胞:4.36×10^9/L,血红蛋白:162 g/L,中性粒细胞占比:74.5%。

生化全套:总胆固醇(TCHOL):4.73 mmol/L、高密度脂蛋白 C(HDL_c):1.25 mmol/L、低密度脂蛋白(LDLC):2.64 mmol/L、脂蛋白 a(LPa):20 mg/L、甘油三酯(TG):1.22 mmol/L、尿酸(URIC):288 umol/L。

糖化血红蛋白测定:6.0%。

甲状腺功能、凝血四项、病毒全套、G6PD、尿粪便常规均未见明显异常。

心脏彩超：LA：33 mm，LV：46 mm，LVEF：60%，室间隔连续性中断，宽约4.6 mm，CD于室间隔上段见一血流自左心室穿过室间隔进入右心室，分流束宽4.8 mm，分流 Vmax：5.28 m/s，PG：110 mmHg。短轴切面示缺口位于9～11点钟位置。左心室长轴切面见缺口距右冠瓣约1.8 mm。诊断为先天性心脏病——室间隔缺损（嵴下型，左向右分流）。

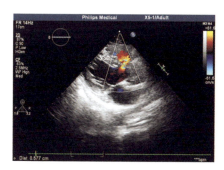 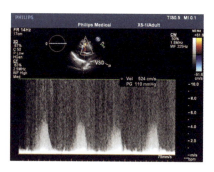

图6-22 入院心脏彩超可见室间隔连续性中断，左向右分流

四、病例解析

（一）病例特点

患者为中年男性，因"体检发现心脏杂音11天"入院，11天前于我院体检，超声心动图提示先天性心脏病——室间隔缺损。偶感心悸，无胸闷、胸痛，无乏力、头晕，无恶心、呕吐，无腹胀、腹泻，无发热、寒战等。复查超声心动图提示符合先天性心脏病——室间隔缺损（嵴下型，左向右分流）。心脏体格检查胸骨左缘第3、4肋间可闻及Ⅳ级全收缩期吹风样杂音伴震颤，未闻及心包摩擦音。

（二）初步诊断与依据

初步诊断：先天性心脏病——室间隔缺损（嵴下型，左向右分流），心功能Ⅰ级。

诊断依据：①患者为中年男性，因"体检发现心脏杂音11天"入院；②超声心动图提示先天性心脏病——室间隔缺损（嵴下型，左向右分流）；③入院体格检查：心律齐，心音低钝，无心音分裂，A2=P2，无额外心音，胸骨左缘第3、4肋间可闻及Ⅳ级全收缩期吹风样杂音伴震颤，未闻及心包摩擦音。

【分析】根据体格检查的典型杂音、超声心动图检查结果，基本可以确诊本病。但临床上胸骨左缘3、4肋间杂音还需考虑肺动脉狭窄、肥厚型梗阻性心肌病等疾病。

（1）肺动脉狭窄：漏斗部的肺动脉狭窄也可以出现与室间隔缺损相似的杂音，但前者肺循环淤血不明显，左右心室之间的分流不明显。可以通过右心导管检查测量右心室与肺动脉间的收缩期压力阶差，从而确立有无肺动脉狭窄。室间隔缺损和漏斗部的肺动脉口狭窄也可合并存在，形成"非典型法洛四联症"，而无明显发绀，需加注意。

（2）肥厚型梗阻性心肌病：肥厚型梗阻性心肌病有左心室流出道梗阻者可于胸骨左下缘闻及收缩期杂音，位置及性质与本病杂音类似，但前者杂音于下蹲时减轻，部分患者于心尖部闻及反流性收缩期杂音，脉搏呈双峰状，X线示肺无主动性充血，心电图示左心室肥大同时具异常深的Q波，超声心动图可见室间隔明显增厚、二尖瓣前瓣叶收缩期前移（SAM），心导管检查未见左至右分流，而左心室与流出道间有收缩期压力阶差，选择性左心室造影示心室腔小、肥厚的室间隔凸入心腔。

（三）下一步治疗方案

本病的介入治疗已趋于成熟，对于室间隔缺损较大但无并发症的患者可通过介入封堵术进行治疗。而外科手术是本病传统治疗方法。在体外循环的条件下行缺损的直视修补，缺损较小的可以直接缝合，较大的需要补上涤纶或心包补片。一般认为缺损小、X线和心电图表现正常的患者，可不必施行手术治疗（缺损较小者可能在10岁以前自行关闭）。肺动脉显著高压，引起了右至左分流的患者，不宜手术治疗。其他患者，包括肺动脉压正常而有中等量以上的左至右分流者，肺动脉压显著增高但尚无右至左分流者，都可考虑手术治疗。手术宜在2～14岁施行。左至右分流量大而婴儿期即出现心力衰竭者，可先行肺动脉环扎术作为姑息性治疗，以后再施行直视手术，但亦可在婴儿期中行直视纠正。不施行手术的患者要注意预防感染性心内膜炎。一般缺损不大者预后良好，其自然寿命甚至可达70岁以上，而有肺动脉高压者预后差。①

表6-13　室间隔缺损介入治疗适应证/禁忌证

膜周部缺损	①年龄≥3岁；②体重≥10 kg；③有血流动力学改变的单纯性缺损，儿童直径>2 mm，成人直径为3～14 mm；④缺损上缘距主动脉右冠瓣≥1 mm，无主动脉右冠瓣脱入

---

① 国家卫生健康委员会国家结构性心脏病介入质量控制中心，国家心血管病中心结构性心脏病介入质量控制中心，中华医学会心血管病学分会先心病经皮介入治疗指南工作组，等．常见先天性心脏病经皮介入治疗指南（2021版）[J]．中华医学杂志，2021，101（38）：3054-3076．

(续上表)

肌肉部缺损	儿童直径≥2 mm，成人直径≥3 mm
外科手术后尚有	重度肺动脉高压，伴有右至左分流者不宜手术或介入治疗；缺损大，封堵器放置后会影响主动脉瓣、房室瓣功能，影响左心室、右心室流出道者，或影响传导系统功能者，不宜介入治疗

评估患者具有室间隔缺损术指征，术中穿刺左侧股动脉送入超滑导丝，在JR管支持下通过室间隔缺损通道进入肺动脉，经5F MP管送入抓捕器至肺动脉，建立主动脉—左心室—室间隔缺损—右心室—下腔静脉通道。体外配置好室间隔缺损封堵器及配套短鞘、输送钢缆，送封堵器至左心室内释放左盘面，回撤长导丝释放右盘面，行超声检查示封堵器位置良好，未见左向右分流（见图6-23和图6-24）。

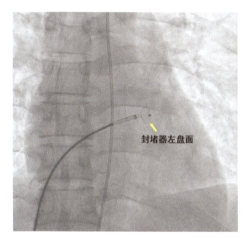
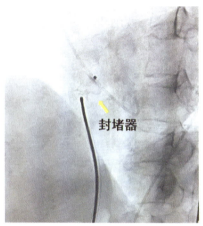

图6-23　术中分别在左右心室侧完成封堵器释放

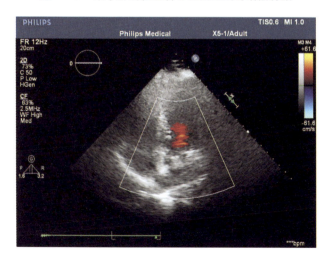

图6-24　术后彩超示室间隔未见明显分流

五、病例贯通与拓展

讨论问题一：室间隔的解剖结构及室间隔缺损的分类

室间隔形成于胚胎发育的 5~7 周，分别由心室尖部由下而上、心球嵴处自上而下形成肌性间隔，并由来自房室瓣处心内膜垫的膜部间隔与前二者相互融合，形成完整的心室间隔。其主要功能是将左右心室分隔开，避免动静脉血液混流。室间隔呈三角形，可分为膜部和肌部两部分。

室间隔缺损从解剖和临床实用的角度可分为膜周部型、流出道型（包括嵴上型、嵴下型）、流入道型、肌部型，彩超可根据不同切面进行分类。

（1）膜周部：最为常见，占 70%~80%。

（2）嵴上型：漏斗部，缺损位于肺动脉瓣和主动脉瓣下，其上缘紧邻肺动脉瓣和主动脉瓣环，主动脉瓣常有不同程度的脱垂。

（3）嵴下型：缺损位于室上嵴后下方，紧邻主动脉瓣。缺损在彩超左心室长轴切面下位于主动脉瓣右。

（4）肌部型：缺损位于室间隔的肌小梁部，四周均为肌肉组织，可单发或多发。

从位置高低判断，嵴上型位置最高，其次是嵴下型、膜周部、流入道型，肌部型位置最低。

讨论问题二：室间隔缺损的分流量、流向与缺损大小、肺动脉压之间存在的关系及影响

胎儿时期由于肺循环尚未建立，肺循环阻力高，左右心室压力基本相等，缺损室间隔之间的分流并不明显。出生以后，心室收缩期的左心室压力明显高于右心室，故室间隔缺损的分流是自左至右。分流量主要取决于缺损的大小和肺循环的阻力。

缺损小、肺循环阻力增高者，肺循环血流量仅略大于体循环；缺损大、肺循环阻力低者，肺循环血流量可为体循环血流量的 3~5 倍。通过肺循环回到左侧心腔的血流相应地增多，因此缺损大者可显著地增加左心室负担，右心室负担亦加重，故左心室和右心室均可增大。肺循环血流量大又可使肺动脉压增高，并逐渐促使肺循环阻力增高而产生肺动脉显著高压，待肺动脉血压增高直至等于或高于体循环血压时，则出现双向或右至左的分流而导致发绀，即形成所谓的艾森门格综合征①（Eisenmenger Syndrome）（见图 6-25）。

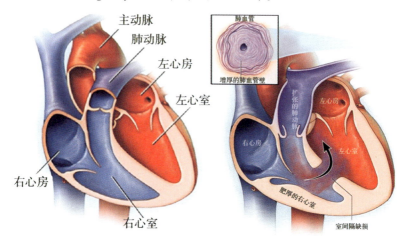

图 6-25　正常心脏（左）与艾森门格综合征（右）

病例 6　房间隔缺损合并肺动脉高压

患者 25 岁，青年女性。

主诉：反复活动后气促 10 余年，加重 1 年。

【分析】患者为青年女性，反复活动后气促症状加重，从气促症状入手，鉴别心源性呼吸困难、肺源性呼吸困难及其他精神情感障碍。对可能在青年阶段发病的呼吸困难，如心肌炎、先天性心脏病、支气管哮喘、癔症发作等进行问诊及体格检查。下一步的病史采集和体格检查过程中除了应围绕上述疾病的诊断外，也应注意鉴别诊断。

一、病史采集

现病史：患者 10 余年前开始出现活动后气促，休息后可缓解。患者自诉长跑后上述症状最为明显，气促主要表现为呼吸频率增快，伴心悸、胸闷，偶伴头晕。无胸痛、恶心、呕吐，无腹胀、腹痛等不适，不影响正常的工作、生活，当时未予重视。症状发作无季节变化，接触特殊气味及粉尘后症状无明显加重。1 年前上述症状加重，自诉上至两层楼就会出现气促不适，休息时间明显延长后症状才能缓解。感冒后咳嗽、咳痰症状明显，持续时间较长，偶有血丝痰。遂至当

---

① ARVANITAKI A, GIANNAKOULAS G, BAUMGARTNER H, et al. Eisenmenger syndrome: diagnosis, prognosis and clinical management [J]. Heart, 2020, 106 (21): 1638 – 1645.

地医院检查，超声心动图考虑"房间隔缺损，肺动脉重度高压"。近1年以来，精神、睡眠、胃纳一般，大小便正常，体重未见明显增减。

既往史：患者否认高血压、糖尿病、慢性肾病及其他病史，否认传染病史，否认手术及外伤史，否认输血史。

个人史：否认药物及食物过敏史，预防接种史不详。

家族史：否认家族中相关遗传疾病病史。

婚育史、月经史无特殊。

表6-14 房间隔缺损分型

第一孔未闭型缺损	也称原发孔型缺损，位于心房间隔的下部，一般较大，其下缘缺乏心房间隔组织，而由心室间隔的上部和二尖瓣与三尖瓣所组成；常伴有二尖瓣前瓣叶的裂缺，导致二尖瓣关闭不全，少数还有三尖瓣隔瓣叶裂缺
室上嵴下型	也称继发孔型缺损，位于心房间隔的中部卵圆窝处，直径较大，常为1~3 cm，约占所有心房间隔缺损的80%。部分患者缺损位置较低，下缘缺乏心房间隔组织，而连入下腔静脉入口处，称为低位缺损
高位缺损	位于心房间隔的上部，上缘连接上腔静脉开口处，也称静脉窦型缺损
冠状静脉窦部缺损	位于冠状静脉窦壁与左心房之间的异常沟通，完全缺如称为无顶冠状静脉窦综合征，此时若合并永存左上腔静脉直接汇流入左心房为Raghib综合征
心房间隔完全缺失	形成单心房，如心室间隔仍然完好，则形成一房二室的三心腔畸形。此种畸形极为少见，常有发绀，其临床表现与一般房间隔缺损有所不同
卵圆孔未闭	胎儿期左、右心房之间有卵圆孔沟通，出生后逐渐关闭。但仍有20%~25%的人虽然功能上关闭，但解剖学上未完全关闭

【病史问诊思路】本病症状轻重不一，轻者可全无症状，仅在检查时被发现。重者可表现为劳累后心悸、气喘、乏力、咳嗽和咯血。小儿则可能会喂养困难，频发呼吸道感染，甚至发育障碍。一般情况下，患者无发绀，但如有右至左分流时则可出现发绀。初生婴儿由于胎儿期的肺循环高阻力状态尚存在，也可能有短时期的右至左分流而出现短暂的发绀。本病可发生阵发性室上性心动过速、心房扑动、心房颤动等心律失常，以30岁后多见。偶由于扩大的肺动脉压迫喉返神经而引起声音嘶哑。并发感染性心内膜炎者少见。后期可以出现心力衰竭。病史问诊中可着重围绕上述症状展开。另外本病具一定遗传倾向，注意询问家族史。

二、体格检查

体温：36.5 ℃，心率：80 次/分，呼吸：18 次/分，血压：127/91 mmHg。发育正常，营养中等，正常面容，神志清楚，查体配合。全身皮肤无发绀、瘀斑，黏膜无黄染。胸前区无异常隆起，心律齐，心音低钝，第二心音分裂，A2＞P2，无额外心音，胸骨左缘第 2～3 肋间可闻及收缩期吹风样杂音，未闻及心包摩擦音。双肺呼吸音清，未闻啰音。腹软，无压痛、反跳痛，未触及肿块。四肢关节无红肿，无杵状指（趾），双下肢无水肿。

【体格检查要点】缺损较小的患者可能无明显的体征，而缺损较大的患者可能发育较差，体格瘦小，左前胸隆起，甚至胸脊柱后凸。心脏血管方面可出现下列体征：

（1）心脏浊音界可增大，右心室增大时在胸骨左缘、剑突下可见心尖搏动，触诊可及抬举样搏动。

（2）胸骨左缘第 2 肋间可听到Ⅱ～Ⅲ级收缩期吹风样杂音，为喷射性，是肺循环血流量多及相对性肺动脉瓣狭窄所致，多数不伴有震颤。在杂音之前、第一心音之后可听到短促而高亢的收缩期喷射音（喀喇音）。

（3）肺动脉瓣区第二心音明显分裂并增强，此种分裂在呼吸周期和 Valsalva 动作时无明显改变（固定性分裂）。

（4）肺动脉压力明显升高时，在肺动脉瓣区可听到由于相对性肺动脉瓣关闭不全而引起的舒张期吹风样杂音，在胸骨左缘第 3～5 肋间可闻及Ⅱ～Ⅲ级三尖瓣反流杂音，呈吹风样，向心底部传导。

（5）第一孔未闭型伴有二尖瓣关闭不全的患者，在心尖区可闻及收缩期吹风样杂音。

（6）周围动脉搏动较弱，颈静脉可能显示明显的 a 波。

三、诊疗经过

入院后予完善血常规、心肌损伤标志物、生化、血脂、凝血等检验，心电图、超声心动图等检查。检验检查结果如下：

血常规＋CRP：白细胞：5.10×10^9/L、血红蛋白：108 g/L、中性粒细胞占比：38.3%。

生化全套：总胆固醇（TCHOL）：3.42 mmol/L、高密度脂蛋白 C（HDL_c）：1.93 mmol/L、低密度脂蛋白（LDLC）：2.62 mmol/L、甘油三酯（TG）：2.52 mmol/L、尿酸（URIC）：493 umol/L。

糖化血红蛋白测定：6.0%。

甲状腺功能、凝血四项、病毒全套、G6PD、尿常规、粪便常规均未见明显异常。

心脏彩超：LA：34 mm，LV：31 mm，LVEF：64%，RV：26 mm，RA：55 mm×49 mm。房间隔连续性中断，二维可见宽约20 mm，CD于房间隔中部见一血流自左心房穿过房间隔进入右心房，分流束宽21mm。房间隔残端：胸骨旁四腔切面下端19 mm，上端12 mm；剑突下双心房切面上端7 mm，下端23 mm，房间隔最大伸展径约47 mm。右心房、右心室增大，PG：67 mmHg，估测PASP：77 mmHg。短轴切面示缺口位于9～11点钟位置。左室长轴切面见缺口距右冠瓣1.8 mm。诊断为：先天性心脏病——房间隔缺损（继发孔型，左向右分流）、PH（重）。

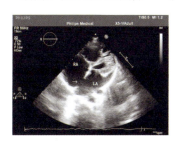 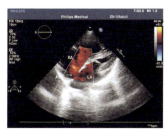 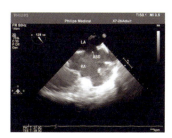

图6-26 心脏彩超可见房间隔连续性中断，可见左向右分流

四、病例解析

（一）病例特点

患者为青年女性，因"反复活动后气促10余年，加重1年"入院，10余年前开始出现活动后气促，症状活动后加重，休息后可缓解。1年前上述症状加重，心功能较前明显下降。入院体格检查：心律齐，心音低钝，第二心音分裂，A2＞P2，无额外心音，胸骨左缘第2～3肋间可闻及收缩期吹风样杂音，未闻及心包摩擦音。心脏彩超提示房间隔缺损（继发孔型，左向右分流）。

（二）初步诊断流程与依据

初步诊断：房间隔缺损（继发孔型，左向右分流）、肺动脉高压、心功能Ⅲ级。

诊断依据：①患者为青年女性，因"反复活动后气促10余年，加重1年"入院；②超声心动图提示：先天性心脏病——房间隔缺损（继发孔型，左向右分流）；③入院体格检查：心律齐，心音低钝，第二心音分裂，A2＞P2，胸骨左缘第2~3肋间可闻及收缩期吹风样杂音，未闻及心包摩擦音。

【分析】 根据典型的体征和实验室检查结果，诊断本病不太困难，下列情况要注意鉴别：

（1）儿童期生理性杂音：胸骨左缘第2肋间闻及Ⅱ级吹风样收缩期杂音，伴有第二心音分裂或亢进，在正常儿童中亦可见到，可行X线、心电图和超声心动图检查，或进一步作磁共振、CT、右心导管检查等确诊。

（2）室间隔缺损：较大的室间隔缺损因左至右的分流量大，其X线片、心电图表现和有些体征与本病可极为相似，可能造成鉴别诊断上的困难。但室间隔缺损杂音的位置较低，常在胸骨左缘第3、4肋间，且多伴有震颤，左心室常有增大等可资鉴别。

（3）瓣膜型单纯肺动脉口狭窄：其体征、X线片和心电图的表现，与本病有许多相似之处。但瓣膜型单纯肺动脉口狭窄时杂音较响，常伴有震颤，而肺动脉瓣区第二心音减轻或听不见；X线片示肺野清晰，肺纹稀少，超声心动图见肺动脉瓣的异常，右心导管检查发现右心室与肺动脉间有收缩期压力阶差而无分流的证据，可资鉴别。

（4）特发性肺动脉高压：其体征和心电图表现，与本病颇为相似。X线检查亦可发现肺动脉总干弧凸出，肺门血管影增粗，右心室和右心房增大；但肺野不充血或反而清晰。超声心动图、右心导管检查可发现肺动脉压明显增高而无左至右分流的证据。

（三）下一步治疗方案

本病预后一般较好，但缺损大者易致心律失常，如心房颤动，还可发生肺动脉高压和心力衰竭，预后差，第一孔未闭型缺损预后更差。

本病传统的治疗是外科手术修补。应用低温麻醉或人工心肺装置进行体外循环，暂时中断心脏的血流，在直视下进行缺损修补，手术死亡率在1%以下；第一孔未闭型缺损的修补较难，手术危险性较大。在手术后的10~20年内，约5%的患者可出现室上性快速型心律失常和房室传导阻滞。

目前本病介入治疗技术已趋成熟，适用于：①年龄≥3岁；②缺损直径在5~36 mm之间；③右心容量负荷增加；④缺损四周残端边缘大于5 mm、二尖瓣残端大于7 mm的第二孔型缺损的患者。肺动脉高压而致右至左分流的患者不宜手术或介入治疗，第一孔未闭型和冠状静脉窦部缺损不宜作介入治疗。①

---

① 国家卫生健康委员会国家结构性心脏病介入质量控制中心，国家心血管病中心结构性心脏病介入质量控制中心，中华医学会心血管病学分会先心病经皮介入治疗指南工作组，等．常见先天性心脏病经皮介入治疗指南（2021版）[J]．中华医学杂志，2021，101（38）：3054-3076．

该患者经评估后给予房间隔缺损封堵术治疗,术中在左右心房分别释放封堵盘,术后彩超示房间隔见封堵器反射回声,PG:56 mmHg,PASP:66 mmHg(见图6-27和图6-28)。

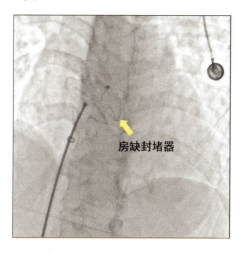

图6-27 术中在左右心房分别释放封堵盘,封堵器置入成功

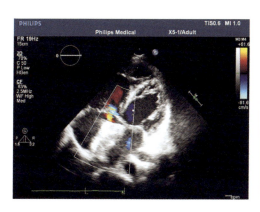
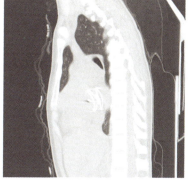

图6-28 术后彩超示房间隔见封堵器反射回声,PG:56 mmHg,PASP:66 mmHg。胸部CT可见房间隔缺损封堵术后改变

五、病例贯通与拓展

讨论问题:临床中房间隔缺损患者常合并肺动脉高压的原因

正常心脏,左心房的压力通常高于右心房,故房间隔缺损时左心房的血液分流入右心房。分流量的大小随缺损和肺循环阻力的大小、右心室的相对顺应性以及两侧心房的压力差不同而不同。此时右心室不但接受由上下腔静脉流入右心房

的血液，同时还接受由左心房流入右心房的血液，故右心室的工作负担增加，排血量增大。但大量血液在从右心房到右心室、肺血管、左心房，最后又回到右心房这一途径中进行的循环是无效循环。肺循环的血流量增加，常达到体循环的2～4倍，体循环的血流量则正常或略降低。长期的肺血流量增加，可导致肺小动脉内膜增生，管腔狭窄，肺动脉阻力增高，从而出现显著的肺动脉高压。

第七章 大血管疾病

第一节 总 论

大血管主要是指人体主要的动静脉血管,包括主动脉、肺动脉、股静脉等。从外形上看,这些血管的口径大,管径粗;从功能上看,人体所有组织器官的血液供应都来源于它。大血管疾病具有相似的病理生理学机制,主要为动脉硬化、结核、风湿热、创伤等原因导致的大血管狭窄或扩张。大血管疾病主要有主动脉夹层、肺动脉栓塞、主动脉瘤、大动脉炎和主动脉缩窄等,而我国发病率较高的是主动脉夹层与肺动脉栓塞等。

大血管因其在血液运输中起中坚作用,一旦发生破裂扩张或闭塞狭窄,随时可能发生突然出血、休克、死亡,闭塞狭窄性的主动脉缩窄主要危害为器官缺血梗死等。大血管疾病起病隐秘,发病急骤,病情发展迅猛,是极容易导致患者猝死的重大疾病,犹如身体里埋藏的"不定时炸弹",一旦发现建议及早治疗。

第二节 主动脉疾病

病例1 主动脉夹层

患者86岁,老年男性。

主诉:突发持续性胸痛30分钟。

【分析】患者为老年男性,突发持续性胸痛,应注意有无以胸痛为首要临床症状的危重疾病,如主动脉夹层、张力性气胸、肺动脉栓塞、急性心梗等。在病史采集和体格检查过程中,需注意上述疾病及其他可能导致胸痛的基础疾病的诊断及鉴别诊断要点。

一、病史采集

现病史：患者家属代诉半小时前患者热水浴时突发胸痛、胸闷，烦躁不安，疼痛为胸骨后持续性剧痛，并放射至肩膀及后背，伴跌倒；臀部及腰着地。无晕厥，无意识丧失，无昏迷，无咳嗽咳痰，无反酸呕吐，无腹痛腹泻，无发热寒颤等。患者家属立即拨打120，收入急诊科进一步治疗。发病以来，患者精神状态较差。

既往史：患者10余年前患高血压，血压最高为150/90 mmHg，服用倍他乐克（具体用量不详）后，血压降至110/85 mmHg，2019年起患者停用降血压药物。既往40余年前患甲肝，具体不详。否认冠心病、糖尿病及其他病史，否认传染病史，否认手术及外伤病史。

个人史、家族史、婚育史无特殊。

【病史问诊思路】患者为老年男性，突发持续性胸痛伴放射至肩部及后背，既往高血压病史。发病后患者精神状态欠佳，对此类急症胸痛患者应注意问诊排除高危胸痛。对胸痛发作的性质、伴随症状，有无晕厥、意识障碍等均应重点询问。其中主动脉夹层引起的胸痛多为胸前区或后背撕裂样疼痛，程度较为剧烈。部分主动脉夹层患者，夹层撕裂至冠状动脉血管，可以出现类似急性心肌梗死的症状，在问诊中应注意鉴别。同时对患者既往有无高血压、冠心病、外伤等病史也需要详细排查。

二、体格检查

体温：36.6 ℃，心率：88次/分，呼吸：20次/分，血压：左上肢102/55 mmHg、右上肢89/59 mmHg、左下肢123/65 mmHg、右下肢98/55 mmHg，血氧：90%。发育正常，营养中等，表情痛苦，神志清楚，查体配合。全身皮肤黏膜无黄染及瘀斑，胸前区无异常隆起。心律欠齐，心音低钝，主动脉瓣区可闻及叹气样舒张期杂音，未闻及心包摩擦音。右肺可闻及少许湿啰音。腹软，未触及肿块，双下肢无水肿。

【体格检查要点】对高危胸痛的患者，首先应确定有无主动脉夹层可能性，应关注如下可能出现的体征。主动脉夹层撕裂至冠状动脉血管可出现急性心肌梗死样表现。

（1）血压：双上肢或上下肢血压相差较大；如出现心脏压塞、血胸或冠状动脉供血受阻而引起心梗，则可能出现低血压；夹层破裂出血表现为严重的休克。

（2）心音及杂音：夹层合并心包积液可出现第一心音遥远低钝，约半数患者可能合并主动脉关闭不全，心前区可闻及叹息样舒张期杂音。

（3）其他：主动脉破裂时可出现休克、呕血、咯血等症状及相应体征。

三、诊治经过

该患者持续胸痛不能缓解，给予吗啡 2 mg 静推镇痛治疗。给予心电监护、吸氧、监测四肢血压。同时完善十二导联心电图、生化全套、血气分析、心梗三项、心脏彩超等检查。检验检查结果如下：

血常规：白细胞：$17.76 \times 10^9/L\uparrow$，中性粒细胞占比：$84.1\%\uparrow$，血红蛋白：105 g/L，血小板：$216 \times 10^9$ g/L。

心肌损伤标志物：cTnT＜0.02，NT-proBNP：141 pg/mL，D－二聚体：4.06 ug/mL，CK：472 U/L，CKMB：37 U/L。

生化检查：肌酐（Cr）：67 umol/L↑，丙氨酸氨基转移酶（ALT）：12 U/L，门冬氨酸氨基转移酶（AST）：60 U/L，血钾（K^+）：3.96 mol/L。

甲状腺功能：促甲状腺素（TSH3）：2.064 mIU/L，游离三碘甲状腺原氨酸（FT3）：4.1 pmol/L，游离甲状腺素（FT4）：9.05 pmol/L

常规心电图：前壁导联 V1～V6 ST 段上斜型上抬，T 波基底部增宽，提示急性前壁心肌梗死（见图 7-1）。

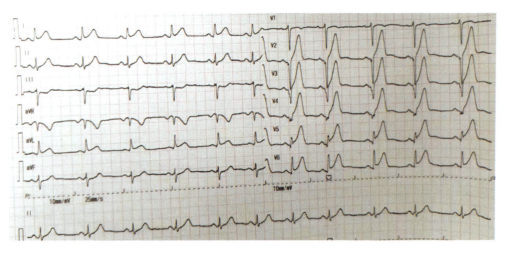

图 7-1　患者入院心电图示 V1～V6 多导联 ST 段上斜型上抬

心脏冠状动脉造影：右冠状动脉优势型，LM 近段狭窄近 90%，前向血流 TIMI 2～3 级；LCX 全段弥漫性钙化伴阶段性，最狭窄处狭窄 80%～90%，前向血流 TIMI 3 级；RCA 中段、远段弥漫性钙化伴狭窄，最狭窄处约狭窄 80%，前向血流 TIMI 3 级。

心脏超声：LA：35 mm，RV：18 mm，IVS：11 mm，LV：52 mm，AAO：48 mm，LVEF：45%。升主动脉内可见飘动膜片样回声，前壁、心尖运动低平（见图7-2）。

胸片：左下肺渗出灶，可疑左侧胸腔积液，主动脉硬化，卧位心影增大（见图7-2）。

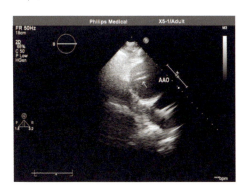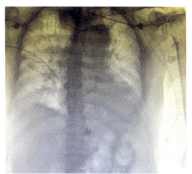

图7-2　心脏超声可见升主动脉膜片样回声，胸片可见卧位心影增大

患者入院后，下午使用开塞露大便后出现明显情绪烦躁不安，呼吸困难，血氧下降至80%~90%，测CVP：14 cmH2O，测血压：左上肢92/55 mmHg、右上肢84/50 mmHg、左下肢114/75 mmHg、右下肢138/84 mmHg。给予面罩吸氧及无创辅助通气，患者均不能耐受，给予吗啡2 mg静推，托拉塞米20 mg静推，并抬高床头，患者烦躁稍缓解，后给予无创辅助通气，血氧可恢复至90%~95%，查BNP：10200 ng/L。

四、病例解析

（一）病例特点

患者为老年男性，突发剧烈胸痛，放射至后背及肩部，持续不缓解；既往有10余年高血压病史，未规律服药。体格检查双上肢血压差较大，血氧偏低，主动脉瓣听诊区可闻及舒张期杂音。胸痛时心电图有明显缺血表现；冠状动脉造影提示多支血管病变；心脏彩超提示升主动脉内可见飘动膜片样回声。此类患者病情紧急，猝死率极高。

（二）初步诊断与依据

初步诊断：①主动脉夹层，主动脉瓣反流（中度），心功能Ⅳ级；②冠状动脉粥样硬化性心脏病，左主干+三支血管病变；③肺部感染。

诊断依据：①老年男性，突发持续性剧烈胸痛，放射至后背及肩部。②既往有高血压病史，且未规律服用控制血压药物。②体格检查双上肢血压不对称，主动脉瓣区可闻及吹风样舒张期杂音。③心电图提示多导联 ST-T 段改变，冠状动脉造影提示左主干及三支血管病变；心肌损伤标志物及 BNP、D-二聚体指数增高；心血管超声提示升主动脉夹层、升主动脉瘤；肺部湿啰音，胸片有明显纹理改变。

【分析】主动脉夹层起病急，进展快，是一类非常凶险的疾病，病死率极高，如未及时诊治，患者发病 48 小时内，病死率以每小时 1% 的速度增长，一周内高达 70%。因而早期对主动脉狭窄的诊断及鉴别诊断十分关键，具体流程见图 7-3。该患者的病情是主动脉夹层中风险最高的类型，夹层撕裂到冠状动脉血管，导致冠状动脉前降支血管缺血明显加重，临床诊治中极易误诊为急性心肌梗死。①

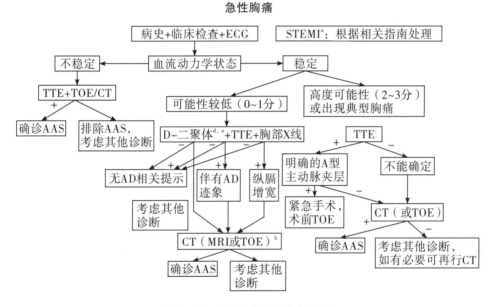

图 7-3 主动脉夹层的诊疗流程

注：a：STEMI 在极少情况下与 AAS 相关；b：根据医院、患者以及医生经验综合考虑；c：A 型主动脉夹层依据瓣膜情况、主动脉瓣关闭不全以及心包积液等确诊；d：床旁检测更好；e：可检查肌钙蛋白探测非 ST 段抬高型心肌梗死。STEMI：急性 ST 段抬高型心肌梗死；AD：主动脉夹层；AAS：急性主动脉综合征；TTE：经胸超声心动图；TOE：经食管超声心动图；CT：计算机体断层扫描摄影术。

---

① 孙立忠，邢晓燕，董松波. 我国主动脉疾病诊疗现状及存在的问题[J]. 当代医学，2019，25（27）：1-3.

（三）下一步治疗方案

结合患者当前各项检查数据及影像学结果，可确诊为主动脉夹层，应及时控制血压、减慢心率、镇痛等，避免夹层进一步撕裂。同时应完善胸腹主动脉CTA，明确夹层撕裂的范围，评估对心脏、肾脏等重要脏器供血的影响。

根据患者主动脉CTA检查结果、肌酐进行性升高、意识逐渐变差等，考虑诊断为主动脉夹层（DeBakey Ⅰ型），夹层撕裂影响冠状动脉、脑动脉、左肾动脉血液灌注，心包及胸腔均出现积液，考虑为主动脉夹层引起主动脉瓣反流，诱发急性心力衰竭（见图7-4）。

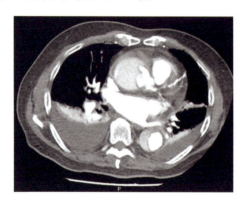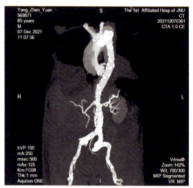

图7-4 主动脉CTA显示夹层撕裂范围

修正诊断为：①主动脉夹层（DeBakey Ⅰ型），主动脉瓣反流（中度），心功能Ⅳ级；②肺部感染；③双侧胸腔积液。

【分析】该患者病情危重，主动脉夹层累积头臂干、右锁骨下动脉近段持续至肾动脉，合并冠状动脉供血不足、左肾动脉供血不足、脑动脉供血不足及主动脉瓣反流，导致急性心力衰竭。治疗中存在很多矛盾点：①控制血压预防夹层进一步撕裂与改善脑血管、冠状动脉灌注的矛盾；②控制心率抑制交感神经兴奋性与急性心力衰竭的矛盾。

治疗方案：

（1）一般处理：心电监护、吸氧、动态观察四肢血压变化。

（2）镇静：吗啡3~5 mg静推，减少焦虑疼痛所带来的交感神经兴奋性增高而导致的血压、心率增快。

（3）降压治疗：使用血管扩张药物硝酸酯类及β受体阻滞剂降低心肌收缩力、减慢心率，抑制交感神经兴奋性。

（4）稳定斑块：使用他汀类药物稳定斑块，降脂治疗。

（5）外科手术治疗。

五、病例贯通与拓展

讨论问题一：主动脉的解剖结构

主动脉是自心脏左心室发出的人体最重要的动脉血管，从左心室发出后其向上向右再向下略呈弓状，再沿脊柱向下行，在胸腔和腹腔内分出很多较小的动脉对相应组织进行供血。主动脉可分为升主动脉、主动脉弓和降主动脉。其中降主动脉又以膈的主动脉裂孔为界，分为胸主动脉和腹主动脉。

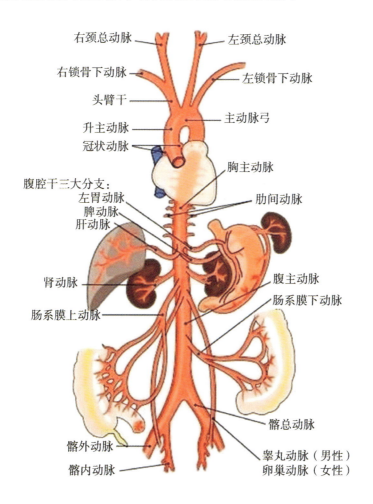

图 7-5 主动脉的解剖结构

1. 升主动脉

起自左心室，位于肺动脉干与上腔静脉之间，向右前上升到右侧第 2 胸肋关节后，移行为主动脉弓。

升主动脉的起始部由三个主动脉窦构成，为主动脉左窦、主动脉右窦和主动脉后窦，分别对应主动脉三个瓣膜。其中左窦为左冠状动脉的起始、右窦为右冠状动脉的起始，后窦无血管起始成为无冠窦。

2. 主动脉弓

主动脉弓是升主动脉的延续。在右侧第 2 胸肋关节后方起始，呈弓形转向左后方，到第 4 胸椎左侧，向下移行为降主动脉。主动脉弓的上面从右到左分出三大分支，分别是头臂干（无名动脉）、左颈总动脉和左锁骨下动脉。

3. 降主动脉

主动脉弓在第 4 胸椎体的左侧移行为降主动脉。降主动脉位于胸腔段称为胸主动脉，位于腹腔段称为腹主动脉。腹主动脉在第 4 腰椎水平分为左、右髂总动脉。分支有成对和不成对两种类型。成对的分支有膈下动脉、腰动脉、肾上腺动脉、肾动脉和性腺动脉。不成对分支包括腹腔干、肠系膜上动脉和肠系膜下动脉。

讨论问题二：主动脉夹层的分型

1965 年，DeBakey 首次根据主动脉夹层原发、破口位置以及累及范围提出了 DeBakey 分型。1970 年，Daily 根据夹层累及范围提出了 Stanford 分型。这两种分型是目前临床中主要的两种分型。[①]

1. DeBakey 分型

一共分为三型（Ⅰ型、Ⅱ型、Ⅲ型），根据破口位置和累及范围进行分型（见图 7 - 6）：

Ⅰ型：夹层的起始部分位于升主动脉近心端，或由主动脉弓降部的夹层向近心端延伸至升主动脉（逆行），夹层向远端延伸至降主动脉。这一类至少要累及主动脉弓（推荐手术治疗）。

Ⅱ型：夹层的起始部分位于升主动脉，且夹层局限于升主动脉（推荐手术治疗）。与Ⅰ型的鉴别主要在于头臂干是否受累，未受累为Ⅱ型，受累为Ⅰ型。

Ⅲ型：第一破口位于主动脉弓降部以远，局限于胸降主动脉（Ⅲa）或累及腹主动脉（Ⅲb）（通常非手术治疗）。

---

① ERBEL R, ABOYANS V, BOILEAU C, et al. 2014 ESC guidelines on the diagnosis and treatment of aortic diseases: document covering acute and chronic aortic diseases of the thoracic and abdominal aorta of the adult. the task force for the diagnosis and treatment of aortic diseases of the European Society of Cardiology (ESC) [J]. Eur Heart J, 2014, 35 (41): 2873 - 2926.

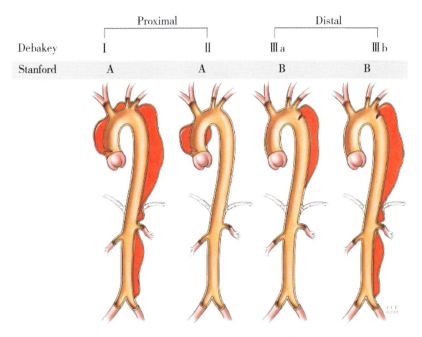

图 7-6 主动脉夹层 DeBakey 分型

2. Stanford 分型

A 型：累及升主动脉的主动脉夹层，相当于 DeBakey Ⅰ 型和 Ⅱ 型。

B 型：主动脉夹层局限于降主动脉或累及腹主动脉以远，相当于 DeBakey Ⅲ 型（通常推荐介入/非手术治疗）。可逆行向上称为逆行 Stanford A 型（Retrograde Type A），可行主动脉夹层腔内修复术（见图 7-7）。

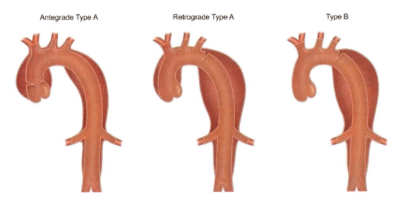

图 7-7 主动脉夹层的 Stanford 分型

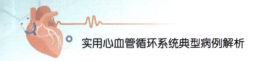

第三节 肺血管疾病

病例2 肺动脉栓塞

> 患者65岁，中老年男性。
> 主诉：气促、四肢乏力1个月，加重伴胸痛1天。
> 【分析】中老年男性出现不明原因的呼吸困难伴胸痛，应注意鉴别呼吸困难及胸痛是心源性或肺源性，在病史采集和体格检查过程中应注重患者发病特点、既往史及相关危险因素等，综合评估后进行诊断及鉴别诊断。

一、病史采集

现病史：1个月前患者无明显诱因下出现气促、乏力，静息后稍有改善，活动后加重，伴胃部不适，通常于进食后加重，无发热、头晕、头痛、胸痛、咳嗽、咳痰等不适。1天前患者于晚餐后服用膳食纤维营养品后突发右侧腹部疼痛，放射至右胸、喉咙及右颈部，气促较前加重，伴少许咳嗽，无咯痰。在家休息后症状不能缓解，气促逐渐加重。家人拨打120后送入我院急诊就诊。自发病以来患者精神、胃纳较差，二便如常，体重较前减轻10斤左右。

既往史：自诉10年前幽门螺旋菌感染史，自诉已痊愈。7年前因左踝关节骨折行手术治疗（具体不详），否认高血压、冠心病、糖尿病及其他病史，否认传染病史，否认其他手术及外伤史，否认输血史，否认药物及食物过敏史，预防接种史不详。

个人史：吸烟史30年，12～20支/天，已戒除15年，饮酒45年，每日至少饮用一罐啤酒。

家族史、婚育史无特殊。

【病史问诊思路】患者持续性呼吸困难伴胸痛，此类患者在问诊时应注意两点：①注意鉴别胸痛性质，是否为心源性呼吸困难伴胸痛或为气胸等与呼吸系统相关呼吸困难。②不明原因胸痛、不明原因呼吸困难是肺动脉栓塞的典型表现，因此注意问诊有无肺动脉栓塞的高危因素，如有无肺动脉栓塞的家族史，有无长期卧床、下肢骨折、恶性肿瘤等。同时评估患者的临床症状，肺动脉栓塞常见的临床表现包括胸闷、呼吸困难、胸痛、咯血，还可以出现下肢不对称性的水肿。

二、体格检查

体温 36.2 ℃，心率：133 次/分，呼吸：27 次/分，血压：110/81 mmHg，血氧：88%。发育正常，体型肥胖，呈焦虑面容，自主体位，神志清楚，查体配合。全身皮肤无黄染及瘀斑，巩膜轻微黄染，全身未见浅表淋巴结肿大，气管居中，甲状腺不大。双肺呼吸运动急促，呼吸音粗，双下肺可闻及湿啰音。胸前区无异常隆起。颈动脉搏动无增强或减弱现象，未见颈静脉怒张，肝颈静脉回流征阴性。心律齐，心音低钝，心前区各瓣膜听诊区未闻及杂音，无心音分裂，A2＞P2。全腹膨隆，腹软，上腹部轻压痛，无反跳痛。右侧肋缘下 3cm 处可触及肝脏，质硬，伴触痛。双下肢轻微水肿，生理反射存在，病理反射未引出。

【体格检查要点】肺动脉栓塞的体格检查主要为持续性低氧血症，肺动脉主干栓塞后会出现肺动脉压力升高，听诊第二心音增强，伴血流动力学改变，低血压休克等。有些非主肺动脉栓塞患者，表现为胸闷、胸痛、咯血、咳嗽、下肢肿胀等体征。肺动脉栓塞栓子最常见的来源为下肢静脉血栓，因此体格检查中还应注意患者有无下肢不对称肿胀等。

三、诊疗经过

接诊后即刻给予完成首份十二导联心电图，急查血肌钙蛋白、凝血四项、血生化、血气分析、胸部 CT、心脏彩超、冠状动脉造影、双下肢深静脉彩超、腹部增强 CT 等。并给予患者高流量吸氧、化痰、抗凝等治疗。患者 Wells 评分 2 分，Geneva 评分 3 分，高度怀疑为急性肺动脉栓塞（见表 7-1）。检验检查结果如下：

表 7-1 Wells 评分、Geneva 评分

简化 Wells 评分	计分	修订版 Geneva 评分	计分
PTE 或 DVT 病史	1	PTE 或 DVT 病史	1
4 周内制动或手术	1	1 个月内手术或骨折	1
活动性肿瘤	1	活动性肿瘤	1
心率≥110 次/分	1	心率为 75～94 次/分	1
咯血	1	心率≥95 次/分	2

(续上表)

简化 Wells 评分	计分	修订版 Geneva 评分	计分
DVT 症状或体征	1	咯血	
其他鉴别诊断的可能性低于 PTE	1	单侧下肢疼痛	
临床可能性		下肢深静脉触痛及单侧下肢水肿	
低度可能	0~1	年龄 >65 岁	
高度可能	≥2	临床可能性	
		低度可能	
		高度可能	

注：PTE 为肺血栓栓塞症；DVT 为深静脉血栓形成。

血常规：白细胞：8.23×10^9/L，中性粒细胞占比：84%↑，血红蛋白：123 g/L，血小板：203×10^9 g/L。

心肌损伤标志物：肌钙蛋白：0.2 ng/mL、D-二聚体：6600 microg/L、脑钠肽（proBNP）：6300 ng/L↑。

凝血功能：凝血酶原活动度：72%、纤维蛋白原：7.61 g/L。

生化：血钾（K）：3.1 mmol/L，肌酐（Cr）：65 umol/L，谷丙转氨酶：65 U/L，血钾（K$^+$）：4.15 mol/L。

常规心电图：qRV1 RV1 增高、$S_I Q_{III} T_{III}$、ST 段 AVR 轻度上抬，V2~V5 压低。诊断为右心室高电压、ST-T 改变（见图 7-8）。

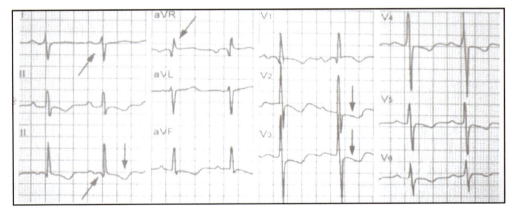

图 7-8　患者入院心电图提示 $S_I Q_{III} T_{III}$

冠状动脉造影：右冠状动脉优势型，LM（-），LAD 近中段斑块形成，前向血流 TIMI 3 级；LCX 中段斑块形成，前向血流 TIMI 3 级；RCA 远端斑块形成，前向血流 TIMI 3 级。

肺动脉 CTA：双肺动脉主干及分支多发肺动脉栓塞（见图 7-9）。

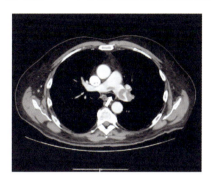
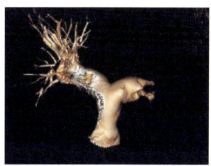

图 7-9　肺动脉 CTA 提示双肺动脉主干及分支多发肺动脉栓塞

心脏彩超：RV：29 mm，RA：48 mm×51 mm，右心房、右心室增大，PG：30 mmHg（见图 7-10）。

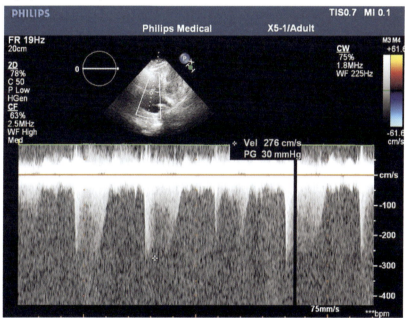

图 7-10　心脏彩超测量肺动脉压明显升高

双下肢深静脉彩超：右侧腘静脉血栓形成并部分阻塞，右侧胫后静脉血栓形成并完全阻塞（见图 7-11）。

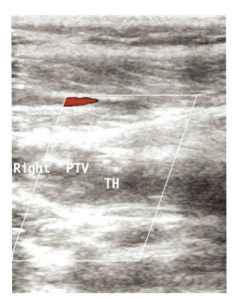
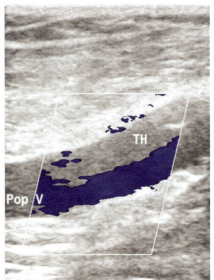

图7-11 右侧胭静脉血栓形成并部分阻塞，右侧后静脉血栓形成并完全阻塞

腹部增强 CT：肝脏及胰尾部多发占位，考虑胰腺癌合并肝内转移。

四、病例解析

（一）病例特点

患者中老年男性，慢性呼吸困难急性加重伴胸痛，下肢轻微水肿。既往有下肢骨折史，无高血压、冠心病史。心率：133 次/分，血氧：88%。心电图提示 $S_1Q_{III}T_{III}$。血液学检查提示 D-二聚体升高。双下肢深静脉血栓形成并阻塞。心脏彩超提示右心房、右心室增大，PH（轻）。腹部超声提示胰尾部及肝脏多发占位病变。冠状动脉造影提示冠状动脉硬化。

（二）提示诊断与依据

初步诊断：急性肺动脉栓塞、冠状动脉粥样硬化、胰腺癌（疑似）。

诊断依据：①中老年男性出现无诱因呼吸困难，突然加重伴胸痛；A2＞P2，血氧偏低，心率偏快。双下肺湿啰音，双下肢轻度水肿。②既往有下肢骨折史，可疑恶性肿瘤。③辅助检查：D-二聚体升高，下肢深静脉彩超提示血栓形成。心脏彩超提示右心房、右心室增大，PH（轻度）。腹部超声提示胰尾部及肝脏多发占位。冠状动脉造影提示冠状动脉硬化。

【分析】 结合病史及辅助检查，考虑患者突发胸痛、呼吸困难加重为急性肺动脉栓塞，双下肢深静脉彩超提示静脉血栓形成，彩超检查怀疑胰腺肿瘤。考虑患者为恶性肿瘤诱发血液高凝状态，引起下肢血栓及肺动脉栓塞。通过冠状动脉造影、胸部 CT 等检查与急性心肌梗死、气胸等进行鉴别。

（三）下一步治疗方案

肺动脉栓塞的处理原则可以分三步走：第一步进行临床可能性评估；第二步进行初始危险分层；第三步逐级选择检查手段以明确诊断。

通过前期检验、检查结果初步诊断患者为肺动脉栓塞，接下来完善肺动脉 CTA，评估肺动脉栓塞的危险因素，进一步确定下一步治疗方案。

肺动脉检查结果为双肺动脉主干及其分支多发肺动脉栓塞。根据肺动脉栓塞面积、血流动力情况评估患者危险程度为高危（血氧偏低、右心功能不全、双肺动脉主干多发栓塞）。

（1）低危肺血栓栓塞症：血流动力学稳定，无右心功能不全和心肌损伤，住院病死率<4%。

（2）中危肺血栓栓塞症：血流动力学稳定，但存在右心功能不全和/或心肌损伤，住院病死率为3%~15%。

（3）高危肺血栓栓塞症：右心室功能不全，伴低血压或心源性休克，即体循环动脉收缩压<90 mmHg，或较基础值下降幅度≥40 mmHg，持续15分钟以上。需将新发生的心律失常、低血容量或感染中毒症所致的血压下降除外。住院病死率>15%。

右心功能不全：心脏超声符合下述 2 项以上指标：①右心室扩张（右心室舒张末期内径/左心室舒张末期内径 >1.0 或 0.9）；②右心室前壁运动幅度减低（<5 mm）；③吸气时下腔静脉不萎陷；④三尖瓣反流速度增快，估测三尖瓣反流压差>30 mmHg。肺动脉 CT 符合以下条件：四腔心层面发现的右心室扩张（右心室舒张末期内径/左心室舒张末期内径>1.0 或 0.9）。血清学指标：BNP>90 pg/mL 或 NT-proBNP>500 pg/mL。心肌损伤指标：心电图 ST 段升高或压低，或 T 波倒置；cTNI>0.4 ng/mL 或 cTNT>0.1 ng/mL。

目前治疗方案：

（1）一般处理与呼吸循环支持治疗：监测呼吸、心率、血压、心电图及血气的变化情况。患者应注意休息，避免使用体力，以免促进深静脉血栓脱落。可适当使用镇静、镇痛、镇咳等相应的对症治疗。也可以采用吸氧缓解，防止低氧血症。

（2）抗凝治疗：为 PTE 和深部静脉血栓形成（DVT）的基本治疗方法，可以有效地防止血栓再形成和复发，为机体发挥自身的纤溶机制溶解血栓创造条件，低分子肝素 0.4 mL q12h 皮下注射。

溶栓治疗：该患者在溶栓治疗时间窗 14 天以内，为大面积肺栓塞的高危患者，符合溶栓治疗适应证。溶栓药物主要有链霉素、尿激酶、阿替普酶等，为该患者选用阿替普酶 50 mg，2 小时内泵入完成。

五、病例贯通与拓展

讨论问题一：肺动脉栓塞的病理生理机制

肺动脉栓塞的严重程度不仅取决于栓子的大小、栓塞部位和程度，还取决于患者的神经体液反应状态和基础心肺功能情况。

1. 肺动脉栓塞对循环系统血流动力学的影响

肺动脉栓塞→肺血管阻力和肺动脉压力↑→右心室后负荷↑→右心室收缩功能↓→左心室前负荷↓→心输出量↓→体循环血压↓→右心室冠状动脉灌注↓→梗阻性休克。

2. 肺动脉栓塞对肺及呼吸功能的影响

肺栓塞→［V/Q 比例失调/（右心房压力↑→卵圆孔开放）/出血性肺不张/胸腔积液］→低氧血症。

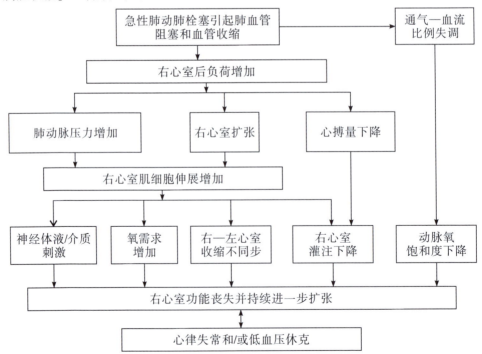

图 7-12　肺动脉栓塞病理生理机制

讨论问题二：肺动脉栓塞溶栓治疗的适应证、禁忌证

1. 肺动脉栓塞溶栓治疗的适应证

（1）大面积肺动脉栓塞/高危患者；

（2）次大面积肺动脉栓塞/中危患者，无禁忌证可以考虑溶栓，但是否成为溶栓的适应证仍需待定；

（3）血压和右心室功能均正常者不推荐进行溶栓。

2. 肺动脉栓塞溶栓治疗的绝对禁忌证

（1）活动性内出血；

（2）近期（2个月内）自发性颅内出血。

对于危及生命的肺动脉栓塞，上述绝对禁忌症亦被视为相对禁忌症。

时机选择：溶栓的时间窗一般定为2小时；非紧急有症状患者14天以内均可进行溶栓。

3. 溶栓治疗方案

（1）尿激酶。12小时溶栓方案：负荷量4400 IU/kg，静注10分钟，随后以2200 IU/kg/h持续静滴12小时；2小时溶栓方案：20000 IU/kg持续静滴2小时。

（2）rt-PA（重组组织型纤溶酶原激活剂）。50 mg持续静脉滴注2小时。